Fogarty 项目:"中国烟草控制流行病学、　　　　　　　　系列丛书
Fogarty Project Book Series: Buildin　　 ．．．ology,
Surveillance and Intervention Capacity of Tobacco Control in China

Fogarty 项目效果评估

杨功焕　主编

编委（以姓氏笔画为序）

万　霞	王卫峰	邓远平	刘世炜	吉　路
朱丽萍	李爱红	杨少伟	陈爱平	周　刚
周久顺	袁昆华	郭凤照		

参加单位

中国疾病预防控制中心
中国医学科学院基础医学研究所/北京协和医学院基础学院
美国约翰·霍普金斯大学彭博公共卫生学院
河南省疾病预防控制中心
江西省疾病预防控制中心
洛阳市疾病预防控制中心
南昌市疾病预防控制中心
安义县疾病预防控制中心
湖口县疾病预防控制中心
新安县疾病预防控制中心
偃师市疾病预防控制中心

中国协和医科大学出版社

图书在版编目（CIP）数据

Fogarty 项目效果评估. / 杨功焕主编. —北京：中国协和医科大学出版社，2012.4

（Fogarty 项目系列丛书. 中国烟草控制流行病学、监测和干预能力建设）

ISBN 978 - 7 - 81136 - 209 - 1

Ⅰ. ①F… Ⅱ. ①杨… Ⅲ. ①吸烟 - 流行病学 - 调查研究 - 中国 ②烟草 - 控制 - 调查研究 - 中国 Ⅳ. ①R18 ②R163

中国版本图书馆 CIP 数据核字（2012）第 047997 号

Fogarty 项目效果评估

主　　编：杨功焕
策划编辑：庞红艳
责任编辑：杨小杰　　庞红艳

出版发行：中国协和医科大学出版社
　　　　　（北京东单三条九号　邮编100730　电话65260378）
网　　址：www. pumcp. com
经　　销：新华书店总店北京发行所
印　　刷：北京佳艺恒彩印刷有限公司

开　　本：787×1092　1/16 开
印　　张：22.5
字　　数：110 千字
版　　次：2012 年 10 月第一版　　2012 年 10 月第一次印刷
印　　数：1—3000
定　　价：55.00 元

ISBN 978 - 7 - 81136 - 209 - 1 / R · 209

前　言

2003 年 5 月，SARS 全球暴发流行的余威还没有散尽，在第 53 届世界卫生大会上，192 个成员国一致通过了 WHO《烟草控制框架公约》；中国积极参加了公约的谈判，并在 2003 年 11 月 8 日签署了公约。鉴于中国烟草流行率和二手烟暴露异常之高，国际和国内的专家们不断警告，烟草使用对中国人民造成的健康危害高峰，将在未来 30 年到来。但是，在国内，各级卫生部门和各级政府，主要还在考虑传染病，尤其是传染病暴发的应对，以及多年来忽视的公共卫生系统的建设，几乎没有考虑慢性病，特别是烟草流行带来的慢性病的疾病负担。国内的烟草控制力量非常微弱，虽然在 20 世纪进行了许多流行病学调查研究，但是烟草控制政策，以及烟草流行的控制，一直没有提到议事日程上来。

中国医学科学院/北京协和医学院与美国约翰·霍普金斯大学在烟草流行病学的研究中，有多年协作的历史。在这种背景下，双方相信中国的烟草控制必然会提到议事日程上来。2003 年，双方再次合作，得到了美国国立卫生研究院 Fogarty 国际中心资助，启动了对中国农村地区预防二手烟的干预研究。该项目通过加强控烟能力，特别是促进公共卫生人员对国际社会认同的预防二手烟策略的了解，在项目设计、管理、执行和流行病学监测方面的能力的培训，结合中国农村地区的民俗民风，发展在农村地区推广的控烟项目模式，降低对二手烟烟雾的暴露。这是一个有远见卓识的举措。

项目执行了 5 年，在这卷系列丛书中，我们系统介绍了项目的研究进程和结果，包括现状评估中定量和定性的研究结果，干预计划制定、执行和过程评估，以及最后的效果评估。

从这套丛书的《现状评估》中，对中国农村地区二手烟暴露的认识、预防二手烟的态度和知识，以及相关的民俗民风的了解，读者可以发现，在 2003 年的中国农村县城，烟草控制活动几乎是一片空白，进行烟草控制十分艰难，获得成功，几乎是无望的。

但是，中国医学科学院基础医学研究所/北京协和医学院基础学院全球烟草控制研究所中国分中心和美国约翰·霍普金斯大学全球烟草控制研究所的项目团队以无比的勇气，在这样一个烟草控制活动几乎完全空白的地方，开始对烟草的控制干预。同时，江西、河南和四川省疾病预防控制中心，以及安义县、新安县和绵竹市参与项目的同事们，也一起开始了这场艰苦之旅。

《干预模式的建立及过程评估》中描述了在这些地区开展烟草控制活动的全过程，在此基础上形成的干预模式和过程评估。读者从这部分可以发现，即使在如此"空白"地区，执行烟草控制活动仍然是可行的，一旦掌握和理解了二手烟的危害，人们会支持这个活动。从本书里读者也会发现，在第一线执行烟草控制活动的公共卫生工作人员，他们用自己的智慧和勇气，把预防二手烟的活动搞得有声有色。同时我们通过执行过程评估，也发现有些活动，特别是政策分析和文本制定、传播材料的制作，需要高层次专家支持。而且单个地区的控制效果难以形成声势，需要在国家层面和地方层面互动，这是形成控烟整体效应的基础。也是在中国广大农村地区形成有效干预模式的基础。

在《效果评估》中，项目的效果评估揭示，这样的干预模式是有效的。但是，我们最后的效果评估未能在四川进行，因为我们进行的控烟干预区就是绵竹汉旺镇。2008 年 5 月 12 日以后，汉旺东汽家属区、东汽中学和小学，这个我们去过多次的地区，已经变成一片废墟。为烟草控制作出贡献的汉旺地区的所有英灵，愿你们安息！我们相信，从你们所在的学校、医院和居民社区获得的烟草控制的实践经验，终将在中国推行，发扬光大。

5 年过去了，烟草控制的形势已经今非昔比了，有众多的国际项目支持，参与烟草控制项目的队伍越来越多，但是如何有效地设计烟草控制项目，确保项目的有效执行，依然是一个值得关注的重要问题。

从这个研究中总结出来的干预模式、监测方法和经验已经推广到

BLOOMBERG 基金支持的《迈向无烟中国》项目覆盖的中国 20 个省市区 40 个县。《迈向无烟中国》项目经过两年实践，已经在这些地区取得了良好的进展，证明了项目总结的工作模式是有效的，也培养了一批烟草控制人员，提高了他们烟草控制的能力。

　　这四册书的完成，是所有参加项目的人员的辛勤工作的结晶，也是地方各级领导和工作人员支持的结果。在这里，一并向项目地区的各级政府和工作人员表示感谢。

　　烟草控制是需要千军万马参加的事业，我们希望这套丛书对参加到烟草控制中的人有所帮助，在未来的烟草控制中发挥一定的作用。

中国医学科学院基础医学研究所/
北京协和医学院基础学院
流行病和卫生统计学系特聘教授
项目负责人　杨功焕　教授

美国约翰·霍普金斯大学
BLOOMBERG 公共卫生学院
流行病系主任
项目负责人　Jonathan M. Samet 教授

Preface

In May, 2003 while the global SARS epidemic was in progress, 192 member states to the 53rd World Health Assembly unanimously adopted the WHO Framework Convention on Tobacco Control (FCTC), taking an important step towards ending another epidemic – the global epidemic of tobacco use. China actively took part in the negotiations resulting in the FCTC, and signed on to it on November 8, 2003. Due to the extraordinarily high prevalence of tobacco use and exposure to secondhand smoke (SHS) in China, domestic and international experts repeatedly warned that in the next three decades, tobacco use will seriously and predictably damage the health of the Chinese population. In China, however, health departments and governments at all levels were still primarily focused on communicable diseases, particularly responding to outbreaks of communicable diseases, and building up the public health sector that had been neglected for many years. Little attention was given to chronic diseases, particularly the burden of chronic diseases caused by tobacco epidemic. Tobacco control forces in China were very weak, and largely giving their attention to surveys and research and not to tobacco control.

In this context, Peking Union Medical College and its long – time partners in tobacco control from Johns Hopkins University were convinced that tobacco control in China needed to be on the nation's disease control agenda. In 2003, we received funding from Fogarty International Center of the U. S. National Institute of Health and launched an intervention research project on preventing SHS exposure in Chinese rural areas. The program was intended to strengthen tobacco control competence, to promote internationally endorsed SHS prevention strategies among public health professionals, and to provide training in project design, management, implementation and epidemics surveillance. We tried to develop tobacco control project models that fit with rural social customs and norms in Chinese rural areas, and to reduce SHS exposure. This was a far – sighted approach.

The program continued for five years. In this book series, we present readers with the research progress and results, including quantitative and qualitative research results in baseline surveys, intervention development, implementation, process evaluation, as well as evaluation of final results.

Current Status Evaluation of this book series presented knowledge about SHS exposure, attitudes and knowledge on preventing exposure, and relevant social customs and norms in Chinese rural areas. Readers would find that tobacco control hardly existed in Chinese counties in 2003. The possibility of tobacco control seemed remote, given the many barriers to success.

Nevertheless, the program team consisting of the China Center of Institute for Global Tobacco Control, School of Basic Medicine at Peking Union Medical College and the Institute for Global Tobacco Control at Johns Hopkins University took on the challenge and initiated our tobacco control intervention in places where there was little familiarity with tobacco control. We were joined by Jiangxi, Henan and Sichuan provincial CDCs, and program colleagues in Anyi, Xin'an, and Mianzhu counties on a long and hard journey.

Development of Intervention Models and Process Evaluation depicts the whole process of developing tobacco control strategies in these places, and intervention models and process evaluations. Readers will see that even in these "uneducated" areas, tobacco control can be implemented, and that after people become familiar with the dangers of SHS, they will support tobacco control. You will also learn how the frontline tobacco control public health staff brought their wisdom and courage into their work. The campaigns to prevent SHS exposure were never dull. From the project, we also learned that some activities, policy analysis, text development and creation of campaign materials in particular, require support from senior experts. In addition, tobacco control findings from one area are not enough; interactions are needed between national and local levels so as to have an overall, integrated impact. These lessons learned can form the basis for effective intervention models in the massive Chinese rural areas.

In Impact Evaluation, as the evaluation of program results reveals, such intervention models are effective. However, we failed to obtain a final result evaluation in Sichuan province. The intervention area on our program was Hanwang, Mianzhu county, and on May 12, 2008, the earthquake leveled the Hanwang Dongqi residential compound, and the Dongqi middle school and primary school that we had frequently visited. Our thoughts are with all the wise and brave souls in Hanwang working on tobacco control. We know that the practical experience in tobacco control gained at your schools, hospitals and communities will be promoted and adopted in other parts of China.

Five years after the start of this project, the tobacco control situation has become much better, as we are now blessed with support from many international programs and have a growing tobacco control team. Yet, we still are working on designing and implementing the most effective tobacco control programs.

The intervention models, surveillance methods and experience from this research have now been adopted in forty counties of twenty provinces in the "Towards a Smoke-Free China Program" funded by Bloomberg Philanthropies. This program has made good progress in these counties over two years, suggesting that the work models from the Fogarty Program are valid and effective. Meanwhile, this program has trained many tobacco control staffs and improved their tobacco control capability.

The four volumes are crystallization of hard work by all program staff as well as of the support from local leaders and staff. We owe our thanks to the local governments and staff who involved in the program.

The tobacco control is a long journey and requires more hands. We hope this book series is helpful to tobacco control colleagues in your future work.

Prof. Yang Gonghuan,
Co – Principal Investigator
Distinguished Professor
Department of Epidemiology
& biostatistics
School of Basic Medicine
Peking Union Medical College

Prof. Jonathan M. Samet,
Principal Investigator
Chairman
Department of Epidemiology
Johns Hopkins Bloomberg School of
Public Health

目　　录

第一部分　背景和目的

一、背景

烟草是当今世界最大的可预防死亡原因，烟草使用是世界八大死因中6种死因的危险因素（图1-1）。

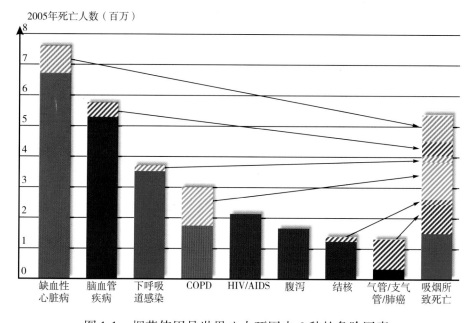

2005年死亡人数（百万）

缺血性心脏病　脑血管疾病　下呼吸道感染　COPD　HIV/AIDS　腹泻　结核　气管/支气管/肺癌　吸烟所致死亡

图1-1　烟草使用是世界八大死因中6种的危险因素

（图片来源：《2008年世界卫生组织全球烟草流行报告》MPOWER系列政策，日内瓦，世界卫生组织，2008：9）

在烟草使用者中，有一半人都会死于烟草使用。目前全世界吸烟总人数超过10亿，约占世界人口的1/4。每年烟草使用导致全球500万人死亡。在发展中国家，随着人口的稳步增长以及烟草企业的大力市场营销措施，烟草使用人数持续增长。

如果按照当前的发展趋势继续下去，到2030年，由于烟草使用导致的年死亡人数将超过 800 万，加上二手烟导致许多疾病，包括心脏病、肺癌和其他呼吸系统等等带来的危害，到 21 世纪末，烟草将夺去 10 亿人的生命，其中 3/4 以上都会集中在中低收入国家[1]。预计到 2030 年，烟草将会造成全球超过 1.75 亿人死亡。

吸烟危害得到科学证实已经 50 多年，二手烟危害被证实也超过 20 年。世界卫生组织 World Health Organization，WHO 组织制定的《国际烟草控制框架公约》以下简称《公约》，截止 2009 年 3 月已经得到了 163 个国家的批准。《公约》提出了系列的有效的控制措施，但是事实证明，这些策略的有效实施仍然存在很大问题。没有几个国家实施了经过认可的有效战略来控制烟草流行，发展中国家在这方面的举措更显不足。如何才能使烟草控制措施真正在各国有效实施呢？这是大家都在思考的问题。

特别在中国，慢性病的流行和上升，相当程度与烟草流行密切相关。如果我们不能有效地遏制烟草的流行，未来几十年，慢性病导致的疾病负担，将使我国不堪重负。除了政府有效地制定政策等措施外，提高公共卫生人员控制烟草流行的技能，探索在中国，特别在农村地区进行烟草控制的模式，发展工具包，是非常必要的。

由美国国立卫生研究院 Fogarty 国际中心资助的《烟草控制流行病学、监测和干预能力建设项目》（项目号：RO1 - HL - 73699，执行时间 2004～2008 年），旨在于在中国农村县区，通过加强控烟能力，特别是在项目设计、管理、执行和流行病学监测方面的能力，发展能够在农村地区推广的控烟项目模式，降低对二手烟雾的暴露。项目的执行周期和任务见图 1-2。

项目按照国际社会推行的预防二手烟暴露的基本原则，后来被 WHO 在为实施《公约》第 8 条拟定的准则中，总结为七大基本原则[2]。即：①二手烟暴露不存在所谓的安全暴露水平，需要建立 100% 的无烟环境；②所有的人都应该受到保护，所有室内工作场所

　　1　Mathers CD, Loncar D. Projections of global mortality and Burden of disease from 2002 to 2030. PLoS Medicine，2006，3（11）：442.

　　2　世界卫生组织. 世界卫生组织烟草控制框架公约缔约方会议第二届会议——甲委员会第一份报告（草案）.（Draft）A/FCTC/COP/2/17（2007 年 7 月 4 日）（http：//www.who.int/gb/ebwha/pdf_files/WHA60/A60_54 - ch.pdf，2009 年 2 月 24 日）.

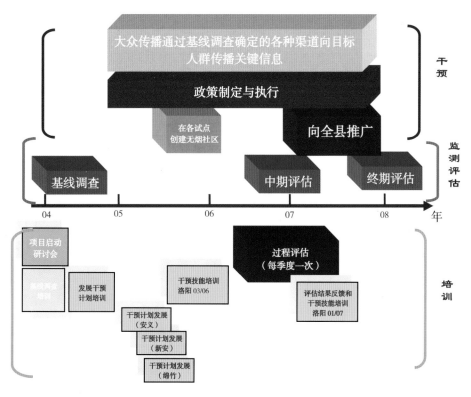

图1-2 项目的执行周期和任务

和室内公共场所都应该是无烟的[1]；③必须立法以防止公众接触烟草烟雾，自愿的无烟政策一再表明是无效的，法律要想行之有效，应当简单、明了、便于执行；单独吸烟室之类的措施不能将二手烟暴露水平降低到合格或者安全的水平[2,3]；④周密的计划和充分的资源对无烟

1　World Health Organization. WHO Framework Convention on Tobacco Control，Article 8. Geneva：WHO，2003.

2　World Health Organization and International Agency for Research on Cancer. Tobacco smoke and involuntary smoking：summary of data reported and evaluation. IARC monographs on the evaluation of carcinogenic risks to humans. Geneva：WHO，2002，Volume 83. （http://monographs. iarc. fr/ENG/Monographs/vol83/volume83. pdf，accessed 21 March 2008）.

3　California Environmental Agency Health Effects of exposure to environmental tobacco smoke. Sacramento：Office of Environmental Health Hazard Assessment，1997 （http://www. oehha. org/air/environmental_ tobacco/finalets. html，accessed 21 March 2008）.

法的圆满执行和强调实施至关重要；⑤民间社会的支持和确保无烟措施的执行可发挥关键作用；⑥应当监测和评估无烟法的实施和强制执行情况及其影响；⑦如有必要，防止公众接触烟草烟雾的工作应予以加强和扩大。

在 2004 年，项目按照基本原则进行了设计，首先，重点传播预防暴露"二手烟烟雾"，需要建立 100% 的无烟环境和保护所有的人，所有室内工作场所和室内公共场所都必须是无烟的。同时要求出台政策，对地方的政策进行分析，以确保地方修改的政策简单、明了和便于执行。其二，制定指南，帮助地方项目工作人员学会制定项目计划、基线评估、监测、过程评估和效果评估的设计和有效执行。其三，通过政策倡导、媒体传播关键信息、在医院、学校、政府机构创建无烟机构的策略，以及通过"无烟婚礼"等一系列措施，促进无烟家庭的建立，改变社会风气。

项目形成的干预模式见图 1-3。

为了判断项目的有效性，项目开始时每个干预县均设立了对照县，对所有干预县和对照县进行了全县居民的抽样调查，开展了社区诊断。根据基于社区诊断结果发展的干预模式，在所有 3 个干预县分别选择了 1 个农村社区、1 个城市社区、1 家医院、1 所学校和 1 家疾病预防控制中心（Center for Disease Control and Prevention，CDC）作为项目干预试点社区/单位实施干预，每季度对干预执行情况开展一次过程评价。项目在实施干预 1 年半后，采用相同的调查方法，对 3 个干预县的干预试点社区/单位进行了中期效果调查。项目结束时在干预县和对照县开展了终期效果调查，调查对象包括全县居民、干预县干预试点社区/单位的居民/职工和学生，以及对照县相应单位的职工和学生。最后采用有平行对照的前后比较，项目结束时，从个体、社区（组织）和政府等多个层面进行效果的综合评价，判断项目经过 5 年的实践是否达到预期目的。

二、目的

通过项目效果评价，判断项目干预前确定的总目标和策略目标对应的度量指标是否得到改进，这些改进是否真正由项目的干预措施引

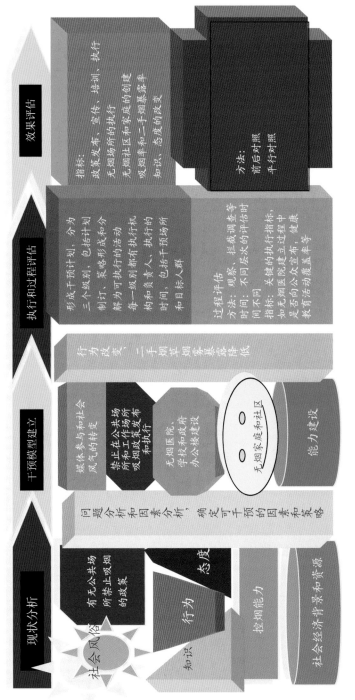

图1-3 项目形成的干预模式

起的，具体包括：

1. 项目干预县是否均出台/修订了本县公共场所禁止吸烟的政策，并在当地得到真正、有效执行，其政策文本是否体现 100% 无烟环境的要求，以及按 WHO 推荐的原则还存在的差距。

2. 项目干预县居民对二手烟暴露健康危害、避免二手烟暴露相关的知识和认识，以及对预防二手烟暴露的相关政策支持或赞同的态度是否得到提高。

3. 项目干预县不吸烟者劝阻吸烟者不在室内吸烟、不当着他人的面吸烟的比例是否升高。

4. 家庭中有吸烟限制的比例，以及客人来了不敬烟的比例是否增加。

5. 项目干预县居民二手烟暴露率是否下降，以及不同场所二手烟暴露的比例是否下降。

6. 项目干预县控烟网络建设如何，网络单位控烟能力是否得到提高。

第二部分 研究方法

一、项目评价概述

评价是公共卫生活动中的一项必不可少的环节。通过评价，可以判断项目的设计是否合理，项目活动是否按照规定进行，是否达到了预期的目标；通过评价，可以发现计划和执行中不合理的成分，包括组织协调、人力、资源的不充足和不合理配置，从而及时地调整和修正；通过评价，也可以及时发现项目的效果，有利于获得项目的进一步支持，也能使项目的领导、执行者、参与的社区分享成功的乐趣，坚定执行项目的信心。概括起来，评估的目的包括以下几点：

1. 根据项目设计中确定的过程指标确定项目完成的程度和范围，使项目的负责人和领导了解项目的进度、存在的困难、设计中列出的任务与人、财、物等资源是否配套。

2. 根据项目已经达到的结果，判定项目是按照原定计划继续进行，还是应修改项目的设计。

3. 根据项目已经达到的结果，总结、推广和传播项目的经验，扩大项目的效益。

项目的效果评估设计，是与项目的总目标、分目标、确定的干预策略，以及根据这些策略执行的干预活动和策略目标的设定紧密关联。要考虑项目的效果，首先判断策略活动是否高质量完成。同时需要进一步审定有关干预措施和效果指标之间的关系，以及效果显现的时间等问题。根据上述问题，综合过程和效果评价指标确立评价指标体系。

Fogarty 的总目标是在中国农村县区，通过加强控烟能力，特别是在项目设计、管理、执行和流行病学监测方面的能力，发展能够在农村地区推广的控烟项目模式，降低对二手烟草烟雾的暴露。为了判断项目活动是否有效执行，是否达到了项目目标，必须进行客观的评价。评估指标是根据项目的目标，分目标和策略目标来确定的。为了理解项目评价指标，下面对项目的目标和干预策略进行回顾，以便对项目评价指标进行理解。

（一）项目目标

项目总目标：在中国农村县区，通过加强控烟能力，尤其是强化项目设计、管理、执行和流行病学监测方面的能力，发展能够在农村地区推广的控烟模式，降低人群对二手烟草烟雾的暴露。项目结束时，需达到以下目标：

1. 人群二手烟草烟雾的暴露率降低 50% 以下，绵竹、安义、新安县分别从 72.5%、66.3%、49.9% 下降到 40%、30%、30%。

2. 出台/修订公共场所禁止吸烟的政策，逐步接近 100% 无烟环境的规定，同时，80% 以上的室内公共场所实现完全禁烟。

3. 绵竹、安义、新安地区人群对二手烟草烟雾暴露有严重危害的认知率从 21.6%、13.3%、19.6%，均上升到 90%。

4. 绵竹、安义、新安地区非吸烟者劝说吸烟者不在室内吸烟的比例分别达到 80%、80%、85% 以上。

5. 改变社会风气，绵竹、安义、新安地区非吸烟者以烟待客的比例分别从 64.8%、64.0%、13.8% 下降到 35%、30%、10%。

6. 建立控烟网络，提高当地人员的控烟能力：90% 参与项目的人员了解正确地控制"二手烟草烟雾暴露"的策略原则和关键操作步骤。

（二）项目执行的策略和对应的效果

为了达到项目的总目标，项目采取的策略是：

策略一　在全市/县发布或修改和有效实施公共场所禁止吸烟政策和法规。

策略二　通过健康教育和媒体传播开展社会动员，促使人们了解吸烟和二手烟的危害，了解预防控制二手烟的必要性和策略，改变相互敬烟的社会习俗。

策略三　通过医院、学校、政府机关和公共交通场所等无烟机构创建活动，形成示范，增加室内无烟工作场所和公共场所的比例，逐渐减少人们暴露于二手烟的机会，增进人们选择不受二手烟草烟雾危害的能力。

策略四　通过多种途径，倡导无烟家庭和干预社区，促进人们提高认识，不在室内吸烟，客人来了不敬烟；逐渐建立和营造一个免于二手烟暴露的家庭环境。

策略五　通过培训和项目实践，逐渐建立烟草控制的社会网络，提高地方政府、公共卫生机构、医院和学校等网络成员单位和社会的控烟能力，逐渐形成全社会参与控烟的良好局面。

下面分别描述项目策略和对应的效果。

1. 策略描述

策略一　在全市/县发布或修改和有效实施公共场所禁止吸烟的政策和法规

（1）法规的制订或修订

按照《公约》第 8 条及其实施准则，建设无烟环境，降低二手烟暴露比例，必须制订简单、明了、便于执行的法律法规。自愿的原则一再表明是无效的，无论在国家级、省、市、和县等行政管辖范围，都需要制订法律法规，要求禁止在室内公共场所和工作场所禁止吸烟。即使在机构内，还需要辅以机构内的规定。

目前，中国没有国家级的有关控制公共场所禁止吸烟法律，仅有地方法或部门规定禁止在公共场所吸烟。全国有 154 个地级以上城市颁布公共场所禁止吸烟的规定，一半以上地市还存在控烟法规的空白。

更重要的问题是，这些地方法规内容和《公约》精神有相当大的差距。基于科学证据已经明确表明，"二手烟烟雾"是一种致癌物质，《公约》要求，必须体现联合国宪章的精神，维护人民的健康，必须体现所有的人都得到保护，在所有的室内公共场所和工作场所明确禁止吸烟。而目前的国内法规，都不符合这个要求，禁止吸烟的场所局限。在一个机构内，如医院，基本上是在诊疗区、会议室是无烟区，办公室是吸烟区。其次，科学证据表明，只有 100% 无烟才能实现健康保护，因此室内不能设立吸烟室。而国内的规定，并没有体现100% 无烟的要求，允许在一个大环境内设立吸烟区和非吸烟区。如在很多城市，餐厅都分为"吸烟区"和"非吸烟区"，就像游泳池里设立"小便区"和"非小便区"一样。

法规文本中的第二个问题是没有明确形成执法机制，缺乏法规的执行主体，没有明确执行单位的义务和责任，因此法规缺乏可操作性。根据其他国家的经验和公约准则的建议，要使法规有操作性，必须在法规文本中写明执法机制。建议的执法机制包括三个层次：①企业业主、管理人员或其他负责者的责任，作为常规监督和管理的责任人；②监督机构的确立和任务；③惩罚机制。

1）企业业主、管理人员或其他负责者的责任

执行禁止在室内公共场所和工作场所吸烟法规时，相应场所的业主、管理人员或其他负责者是第一责任人，他们至少有以下四点义务：①在入口处和其他适当地点张贴禁止吸烟的明确标示的义务。这些标示的形式和内容由卫生当局或政府其他机构决定，并显示电话号码或其他方式，供公众举报违法行为以及现场遭投诉者的姓名；②在有关地点撤消任何烟灰缸的义务；③监督规则遵守情况的义务；④采取合理的具体步骤，阻止个人在有关地点吸烟的义务。这些步骤可包括请当事人不要吸烟，停止服务，请当事人离开现场以及与执法机构或其他行政当局联系。

2）监督机构的确立和职责

法律文本中需要说明监督执法的机构，并应纳入监督遵守和起诉违反者的制度。公布监督电话，认真处理各类投诉。

针对经营性场所，监督机制应该通过部门协调，纳入对该类企业主要管理和监督的政府部门的责任，如公共交通的主管部门是交通管理局，学校的主管部门是教育局，医院的主管部门是卫生局，餐饮业的主管部门是工商局等，这些部门应负该类行业的监督责任。

对非经营性场所，则应明确规定有负责安全、卫生、消防等部门负责监督。

动员民众参与，可加强监督和执行法规的效力。通过社会动员，鼓励民众监督禁止在公共场所吸烟法规的执行情况，举报违法行为，可大大扩展执法机构的影响范围，减少实现遵守需要的资源。实际上，在许多法域，民众投诉是确保遵守的重要手段。因此，法规中应规定公众可提出投诉，并授权任何个人或非政府组织都可采取行动，

以通过管制接触二手烟草烟雾的措施强制执行有关法律。执法规范应包括免费投诉电话热线或类似制度，以鼓励公众举报违法行为。

3）惩罚措施

法律文本中还需要列出惩罚措施。惩罚对象主要是机构，对个人只针对恶意挑衅者。准则建议处罚数额应足够大，以威慑违反行为，对反复发生的违反行为应加重处罚，并应与本国内对其他同等严重违法行为的处理相一致。除了罚款之外，法律还可根据本国的做法和法律制度，规定行政制裁，例如暂时吊销营业执照。同时可考虑在适当时，基于一国的法律和文化背景，考虑规定对违反行为的刑事处罚。

目前中国的类似法规文本，基本没有这些内容，因此在修订法规中，列出关键点，判断新修订的法规在哪些方面有突破。

（2）法规的执行

1）执法战略

即使在现有法规基础上，只要制订法规执行战略，也能有效执行法规。这里简单概括几个关键点：①对二手烟对健康的危害，以及目前法规执行现状进行广泛宣传；②通报法规内容，特别是从什么时间本地区在哪些场所禁止吸烟，理由；③执法监督部门组织召开各负责机构的动员会，并由各负责机构传导到各部门；④公布监督电话，欢迎媒体、群众团体和自愿者监督；⑤定期公布执行结果，做好处理投诉事件的处理准备。

鉴于中国在室内公共场所和工作场所吸烟的比例很高，可以有一段宣传期，确定明确执法的期限；在项目执行阶段，通过培训，要求修改的法规按照这个目标，要有所突破。

2）执行

法规开始执行时，汇集执行情况，定期通报，机构、监督员和自愿者均通过网络进行报告。

3）保障措施

为了保障执法顺利，资源保障是必须的。执法预算包括：会议和培训。与各个部门的沟通协调会、对监督人员的培训，对不同部门发放必要的工作指南的印刷成本费，对部分监督员在工作时间之外的劳务补贴费，取证和收集样本等费用，均应该按常规列入政府的预算。

策略二 通过健康教育和媒体传播开展社会动员，促使人们了解吸烟和二手烟的危害，了解预防控制二手烟的必要性和策略，改变相互敬烟的社会习俗

健康教育和媒体传播，在项目的各个阶段和层面都是十分重要的。项目中要求传播的内容包括吸烟和二手烟的危害、了解预防控制二手烟的策略要点，特别是坚持 100% 无烟环境的必要性，形成的项目口号和关键信息；法规的内容和执行情况，改变相互敬烟的社会习俗等。这样获得很大程度的公众支持，确保法规的顺利执行。

策略三 通过医院、学校、政府机关和公共交通场所等无烟机构创建活动，形成示范，增加室内无烟工作场所和公共场所的比例，逐渐减少人们暴露于二手烟的机会，增进人们选择不受二手烟草烟雾危害的能力

在公共场所和工作场所进行无烟环境的建设，是促进政策法规有效实施的重要措施。特别按照《公约》第 8 条及其实施准则的建议，推行的无烟环境是要在特定空间或环境完全消除吸烟和烟草烟雾，建立 100% 的无烟环境。如果公众没有理解这个概念，只是在法规中写上了无烟环境，在一个有 2/3 男性吸烟的环境中，很难有效执行这条法规。

为什么需要执行 100% 无烟环境，为什么接触烟草烟雾没有安全程度可言，为什么通风、空气过滤和指定吸烟区都一再表明是无效的，这些道理需要政策制订和执行者理解，更需要广大民众理解。

首先，除了通过媒体传达这个信息外，通过民众自己参与设计、制订本机构的政策，并在有效执行的过程中理解这些概念。只有重要机构（如医院、学校、政府机关和公共交通工具）的负责人和工作人员理解，并在他们所在机构内成功实施，全市性的法规才有可能顺利执行。

其次，这些策略能否有效执行，是否得到民众的理解和拥护，是各级政府关心的问题。只有在一些重要场所和机构内有效执行，地方政府才能了解人们的接受程度，真正相信政策能够有效执行。在现阶段，决策者一般不相信这个政策会得到民众的拥护，甚至怀疑吸烟者会抗议。所以，只有在重要行业机构的室内工作场所和公共场所能够

有效执行，才能确保全市有效执行。

第三，项目人员在这个过程中，掌握有效执行的理论和技能，本身也是对地方控烟人员进行能力建设过程。让他们理解项目计划制订、执行和监督评估，并熟练掌握这些策略，才能保证有效实施。

第四，在这些场所有效执行，公众能够亲身体验这项策略执行带来的健康效应，吸烟者也能体验到这项法规是如何执行的；通过媒体的传播，公众能够更加理解推行这项策略是必要的，也是可行的；同时在这个过程中，公众能够参与其中，提出执行建议并监督执行。没有民众的真正参与，任何法规都不可能成为有效的法规。

几年前，一个从事烟草控制的外国专家在中国访问，她参观了很多场所，看见了墙上贴着"禁止吸烟"的标记，但是有许多吸烟者公然在标记下面吸烟，她很有感慨地说："中国的法规，只是贴在墙上的一张纸；而我们美国的法律，像牙齿一样锋利，会起作用的。"但我们深深理解，在中国这样一个目前有众多吸烟者的地方，如果不能做好示范，法规依然会像我们基线调查报告的那样形同虚设。

因此，本项目中室内公共场所和工作场所无烟环境建设是配合法规出台和有效执行的重要组成部分。

策略四 通过多种途径，倡导无烟家庭和干预社区，促进人们提高认识，不在室内吸烟，客人来了不敬烟；逐渐建立和营造一个免于二手烟暴露的家庭环境

家庭住所是私人环境，不可以通过法律法规，禁止在家庭中禁止吸烟。但是，为了支持室内公共场所和工作场所禁止吸烟法规的有效执行，需要人们通过倡导、劝导，尤其是家庭成员的倡导和劝导不要在家庭内的室内环境吸烟。当人们在家庭中能够这样做，意味着人们的行为从强制到自愿的方式转化。这种策略，十分有助于全市无烟环境的形成。

因此，本策略的主要活动，包括传播二手烟对健康的危害，告知在公共场所和工作场所内禁止吸烟的政策，培训家庭中关键人物的劝诫技巧，并通过居民社区促进五好家庭等类似活动中，把无烟家庭的活动贯穿其中。

策略五 逐渐建立烟草控制的社会网络

通过培训和项目实践，逐渐建立烟草控制的社会网络，提高地方政府、公共卫生机构、医院和学校等网络成员单位和社会的控烟能力，逐渐形成全社会参与控烟的良好局面。

具体的策略包括：根据具体的控烟活动，逐渐建立协作机制；所有的网络成员接受烟草控制的培训。并在基本控烟技能上有提高，包括计划制定和执行、健康传播和干预技能、政策倡导、监测与评估等。

2. 不同干预策略对应的效果

根据策略一的执行和有效实施，使用地方的政策变化与《公约》第 8 条准则的差异，出台的政策与原来的政策的变化；执行效果的直接效果是无烟场所（机构）[1] 占所有场所（机构）的比率和人们在室内公共场所和工作场所受到二手烟暴露比例。

针对策略二的执行效果所对应的效果指标，与传播内容相关的知识、态度的变换，包括对健康教育和媒体传播中的基本知识和关键点进行评价传播内容的上升率，即：①烟草使用和二手烟危害认识的变化；②对政策修改要点的理解（吸烟者不能在室内公共场所和工作场所吸烟；不能在一个建筑物内设立吸烟室）；③对室内场所禁止吸烟的态度；④对项目关键信息（公共场所不吸烟、当着他人不抽烟、客人来了不敬烟）的知晓率；⑤对使用卷烟送礼态度的变化。

针对策略三，在示范区进行无烟环境建设时，对应的指标包括：①单位内出台的政策规定和《公约》第 8 条准则的差异，以及与原来的政策的变化；②机构内人员的知识、态度和关键信息的变化；③机构内无人吸烟场所占室内应禁止吸烟场所的比例；④机构内人员在场所内的二手烟暴露比例的变化；⑤用卷烟招待客人的比例。

针对策略四，在社区和家庭内进行无烟环境倡导效果指标：①家庭成员的知识、态度和关键信息的变化；②无烟家庭的比例；③家庭成员二手烟暴露比例；④客人来了不敬烟的家庭的比例。

烟草控制工作网络和控烟能力建设的指标包括地区控烟人员数、教育背景、参与的培训，参与工作的机构数、以及实际能力，即政策

---

[1] 无烟场所（机构）：调查时未见到有人吸烟、未闻到烟味、未见到烟头，该机构为无烟场所（机构）。

倡导能力、传播能力、计划制定能力、组织执行能力和监测评估能力的变化。

最终的效果体现在：无人吸烟场所/室内禁止吸烟场所数的变化、人们在场所内的二手烟暴露比例的变化，总人群中吸烟率、吸烟量和二手烟暴露比例的下降。

（三）干预效果判断

一般来说，确认干预措施和效果之间是否有确定的因果联系要遵循以下几条规则[1]：

（1）干预措施和效果之间存在时间先后顺序，而且这两种现象始终存在时间序列关系。

（2）这两种现象联系的强度很高。

（3）这两种现象存在剂量反应关系，干预强度越大，效果应越明显。

（4）这种联系可以在另一个地方重复。

·（5）没有实施干预措施的地方，不出现这种效果。

（6）这种联系能得到一般科学理论的支持。

（7）寻找另外的解释并比较，确认这是最可信的解释。

但是，在健康促进领域，建立这种干预强度和效果的关联关系有很多困难。

第一，有些活动的干预强度很难测量，例如如何测量政策倡导的力度？培训的力度？很难说这些活动越多，政策就一定会出台，当地控烟人员的能力就一定会提高。

第二，干预措施的实施和希望出现的效果，每一个地区可能都是不同的，也就是说，很难建立措施和效果的剂量反应关系。例如，我们建议通过现状评估和各种政策倡导活动，出台符合《公约》第8条和第8条实施准则的政策。但是，很难说政策倡导的强度越大，政策的出台的可能性就越大。

第三，除了干预策略的执行强度和效果有关外，其他的因素，包括人群的健康素质、整个地区的社会经济文化背景、对一般公共卫生

1　杨功焕，主编. 健康促进——理论与实践. 成都：四川科学技术出版社，1999，284-315.

的投入，以及公共卫生工作人员的能力，还包括烟草企业反对控烟的活动等因素，这些因素都影响着烟草控制的效果。因此判断其干预的强度和效果时，需要置于综合的社会环境中进行考查。这部分的研究今后将继续进行。

虽然干预活动和效果的关系很难建立，但是相关的干预活动和直接效果的出现又是不言而喻的，例如，促进政策出台的倡导活动对于推动政策出台是明显的，不需要争论；有效的执行措施，必然会使室内公共场所和工作场所内吸烟人数减少；有效、有趣的宣传必然会提高人们的关注度，促进人们的知识发生变化；培训会使控烟人员的能力增强，等等。如果这些没有效果，例如没有出台合适的政策，就需要分析实际原因，继续进行政策倡导。

本项目是一个集中在政策、社会环境和风俗习惯转变的综合项目，这些策略是相互影响，在绝大多数情况下干预活动和效果之间都不是简单的直线联系，而是综合作用的结果，因此判断干预强度和效果的关系，需形成综合评价指标体系。

鉴于上述理由，我们不打算测量干预活动和直接效果的关系。但是这些直接效果和最后达到的目标，降低二手烟暴露的关联分析，却有一定的意义。二手烟暴露的降低，是很多干预措施的综合作用，测试这些直接效果和最后结果之间的关系，可以测量不同策略对最终效果的贡献度，以及不同的干预强度对效果的影响，有助于加强不同的干预策略，促进最终目标的实现。

二、本项目的评价方法

（一）效果判断

实际上，干预措施与效果的关系多数不是简单一对一的直线关系，与其他流行病学病因研究一样，也存在多因多果的复杂现象，而且很多干预措施不是单独起作用，它们往往是联合在一起才产生效果。干预效果出现的时间通常比干预开始实施的时间要滞后很多，如果评价的时间选择不对，则有可能测量不到预期的干预效果。从理论上来说，干预项目一旦实施，依照确定的因果链，人们就会先有改变行为的意识，继而作出行为改变的打算，最后发生行为改变，并将这种改变持续下去，但实际上，不同类别的行为、不同类别的人群却有着不同的变化规律。这些都给项目的效果评价带来了很多不确定性因素，多数情况下很难判断清楚，所以健康促进项目专家提出了项目效果评价的两个重要原则[1]：

（1）分别从个人、社区和政府三个不同层次来评价项目效果。

（2）把干预活动分解为几个不同的阶段来进行效果评价。

本研究正是基于这些规则和原则，在项目干预结束时，选择基线定量调查、中期和终期效果调查三阶段的数据，分别从个人、社区和政策三个不同方面进行效果评价。其中个人主要包括相关知识、态度、行为的改变；社区主要包括无烟学校、无烟医院、无烟家庭的创建，以及控烟网络建设等社区支持环境的改变；政策主要包括公共场所禁止吸烟相关的政策法规的出台/修订，并开始有效执行。

（二）评价框架

终期效果评价时四川省项目干预县因为地震灾害没能参加，本研究只对江西省和河南省项目开展的效果进行评价。另外，为了评价项目干预县干预活动的执行效果，发现项目设计的不足，从而调整或修正干预计划，中期效果评价时只在项目干预县进行，其对照均为本县相应的社区或单位。

本研究采用平行对照的前后比较法，从多层次多阶段进行效果评价，评价内容包括：

1. 通过省内干预县和对照县各种率和构成比的比较：包括基线定量调查的全县抽样样本；终期效果评价的全县抽样样本；终期效果评价的医院、学校和CDC，判断干预县的效果是否优于对照县。

2. 通过各干预县干预前后各种率和构成比的比较：包括全县抽样样本的基线定量调查和终期效果调查的比较；干预试点社区基线定量调查、中期和终期效果调查间的比较；干预医院、学校和CDC中期和终期效果调查的比较，判断干预县干预后的效果是否好于干预前。

3. 分析政策文本和基层单位控烟能力调查数据对项目县公共场

---

1 杨功焕，主编. 健康促进——理论与实践. 成都：四川科学技术出版社，1999，284-315.

所禁止吸烟的政策法规、控烟网络和控烟人员能力建设等进行描述性分析。

4. 结合项目过程评价数据，与干预效果比较，判断干预强度越大，干预效果是否越好。

5. 最终利用干预措施和效果因果联系判断规则判断项目是否有效，效果是否真正由项目的干预措施引起。

效果评价框架图见图 2-1。

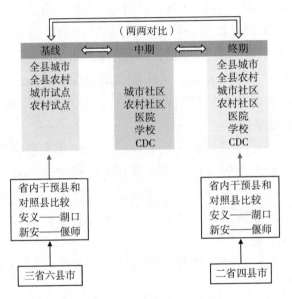

图 2-1　效果评价框架图

（三）评价指标及定义

1. 评价指标

效果评价是使用确定的指标，发现在项目干预地区是否出现了希望出现的变化，并确认这些变化是由项目干预措施引起。效果指标则是根据项目的具体目标来确定的。本项目在社区诊断的基础上，针对发现的主要卫生问题，形成项目的干预目标，包括分目标和总目标，采用五大策略，即制定和执行公共场所禁止吸烟的政策和法规、开展健康教育与媒体传播、创建无烟机构、创建干预社区，以及控烟网络建设，从个体、社区和政府三个不同层面实施减少二手烟暴露的干预。

　　效果评价包括项目的近期效果和远期效果评价。根据本项目目的和执行时间，近期效果指标对应于本项目的分目标，远期效果指标对应于本项目的总目标。同时结合文献回顾和分析，开展专题小组讨论后形成本项目的效果评价指标，具体见表1。

表1　Fogarty 项目效果评价指标

指标类别		指标名称	数据收集方法
项目目标		➢ 二手烟暴露率、现在吸烟率	定量调查
政策制定与执行	政策制定	➢ 是否出台/修订了公共场所禁止吸烟的政策、法规	过程评价
		➢ 政策文本质量（是否体现100%无烟环境；公共场所的界定是否明确；执行监督是否有效可行；是否有合理的处罚规定）	定量调查
	政策执行	➢ 居民对政策、法规的知晓率	定量调查
		➢ 公共/工作场所无人吸烟的比例	现场观察*
		➢ 禁烟区无烟具的比例	现场观察*
		➢ 禁烟区无烟味的比例	现场观察*
知识和认识	二手烟暴露健康危害	➢ 二手烟暴露有严重危害	定量调查
		➢ 二手烟暴露的人更容易得心脏病	
		➢ 丈夫是吸烟者的女性比其他女性更容易得肺癌	
		➢ 和吸烟者生活的孩子更容易得哮喘或呼吸道疾病	
	对干预关键信息的知晓	➢ 吸烟者不应该当着别人的面吸烟	定量调查
		➢ 吸烟者不应该在室内吸烟	
		➢ 家里来客不应该敬烟	
态度	公共/工作场所禁止吸烟	➢ 医院、学校、工作场所、交通工具、候车室、商场/超市、饭馆/餐厅、娱乐休闲场所和会议室等场所应该完全禁止吸烟	定量调查
	三大控烟政策	➢ 公共场所禁止吸烟来保护不吸烟者的健康	定量调查
		➢ 禁止向未成年人（＜18岁）售（卖）烟	
		➢ 禁止所有卷烟广告	

续　表

指标类别		指标名称	数据收集方法
行为	医生和教师控烟表率	➢ 医生在任何时间都不应该吸烟 ➢ 教师在任何时间都不应该吸烟 ➢ 医生和教师在任何时间都不应该吸烟	定量调查
	吸烟/二手烟暴露场所	➢ 现在吸烟者和非吸烟者报告某场所吸烟的比例 ➢ 非吸烟者报告不同场所二手烟暴露的比例	定量调查
	吸烟场合	➢ 现在吸烟者和非吸烟者报告在家当着孩子面吸烟的比例 ➢ 非吸烟者报告吸烟者在家当面吸烟的比例 ➢ 现在吸烟者报告在家招待客人时吸烟的比例 ➢ 现在吸烟者和非吸烟者报告在工作单位不同场合吸烟的比例 ➢ 现在吸烟者和非吸烟者报告在工作单位当面吸烟的比例	定量调查
	敬烟行为	➢ 非吸烟者报告在家敬烟的比例 ➢ 现在吸烟者和非吸烟者报告在工作单位敬烟和接受敬烟的比例	定量调查
	劝阻吸烟行为	➢ 现在吸烟者报告在家中、公共/工作场所室内当面吸烟时的劝阻比例 ➢ 非吸烟者报告吸烟者在家中、公共/工作场所室内当面吸烟时的劝阻比例	定量调查
	室内吸烟限制情况	➢ 现在吸烟者报告家中、公共/工作场所室内吸烟没有任何限制的比例 ➢ 非吸烟者报告家中、公共/工作场所室内吸烟没有任何限制的比例	定量调查
控烟网络与能力建设		➢ 网络成员包括哪些，它们是如何形成的 ➢ 网络成员间是否建立了互动的协作关系 ➢ 控烟活动开展情况	过程评价 定量调查

　　*：本项目中未收集。

2. 评价指标的定义

根据表 1 中形成的效果评价指标体系，对指标进行具体定义，如下：

（1）总效果变化

1）二手烟暴露率（%）：二手烟暴露者占非吸烟者的比例。二手烟暴露者指每周至少有 1 天吸入吸烟者呼出的烟雾的非吸烟者。

$$二手烟暴露率（\%）= \frac{二手烟暴露者人数}{非吸烟者总数} \times 100\%$$

2）现在吸烟率（%）：现在吸烟者占调查人数的比例。现在吸烟者指到目前为止，吸足了 100 支烟或 3 两烟叶，且过去 30 天仍然吸烟者。

$$现在吸烟率（\%）= \frac{现在吸烟者人数}{调查人数} \times 100\%$$

（2）政策出台/修订与执行

1）是否出台/修订了全县公共场所禁止吸烟的政策和法规。

2）对出台/修订的政策和法规进行文本分析。对公共场所的界定、100% 无烟环境的体现、执行主体、监督和处罚情况等与 WHO 推荐的立法标准进行比对，分析差距。

3）出台或修订的全县公共场所禁止吸烟的政策和法规是否得到有效执行，其指标主要包括：

知道本县公共场所禁止吸烟规定的比例（%）

$$= \frac{知道本县公共场所禁止吸烟规定的人数}{调查人数} \times 100\%$$

公共/工作场所无人吸烟的比例（%）

$$= \frac{观察期间无人吸烟的场所数}{观察场所总数} \times 100\%$$

禁烟区无烟具的比例（%）

$$= \frac{观察期间禁烟区没有发现烟具的场所数}{观察场所总数} \times 100\%$$

禁烟区无烟味的比例（%）

$$= \frac{观察期间禁烟区没有闻到烟味的场所数}{观察场所总数} \times 100\%$$

（3）知识和认识变化

1）认为二手烟暴露有严重危害的比例（%）

$$= \frac{认为二手烟暴露有严重危害的人数}{调查人数} \times 100\%$$

2）知道二手烟暴露的人更容易得心脏病（A）、丈夫是吸烟者的女性比其他女性更容易得肺癌（B）、和吸烟者生活的孩子[1]更容易得哮喘或呼吸道疾病（C）的比例（%）。

$$知道 A（B 或 C）的比例（\%）= \frac{知道 A（B 或 C）的人数}{调查人数} \times 100\%$$

$$A、B 和 C 均知道的比例（\%）= \frac{A、B 和 C 均知道的人数}{调查人数} \times 100\%$$

3）听说或看到过以下关键信息：吸烟者不应该当着别人的面吸烟（D）、吸烟者不应该在室内吸烟（E）、家里来客不应该敬烟（F）的比例（%）。

听说或看到过 D（E 或 F）的比例（%）

$$= \frac{听说或看到过 D（E 或 F）的人数}{调查人数} \times 100\%$$

D、E 和 F 均听说或看到过的比例（%）

$$= \frac{D、E 和 F 均听说或看到过的人数}{调查人数} \times 100\%$$

（4）态度变化

1）公共/工作场所应该完全禁止吸烟的赞同比例（%）。

某公共场所应该完全禁烟的比例（%）

$$= \frac{认为该公共场所应该完全禁烟的人数}{调查人数} \times 100\%$$

n 家公共场所均应该完全禁烟的比例（%）

$$= \frac{认为 n 家公共场所均应该完全禁烟的人数}{调查人数} \times 100\%$$

2）赞同在公共场所禁止吸烟来保护不吸烟者的健康（G）、禁止向未成年人（<18 岁）售（卖）烟（H）、应该禁止所有卷烟广告（I）的比例（%）。

1　孩子：指年龄小于 15 岁。

$$赞同G（H或I）的比例（\%）=\frac{赞同G（H或I）的人数}{调查人数}\times100\%$$

$$G、H和I均赞同的比例（\%）=\frac{G、H和I均赞同的人数}{调查人数}\times100\%$$

3）认为医生（教师）任何时间都不应该吸烟，以及医生和教师任何时间都不应该吸烟的比例（%）（J）。

$$J=\frac{认为医生或/和教师任何时间都不应该吸烟的人数}{调查人数}\times100\%$$

（5）行为变化

1）现在吸烟者和非吸烟者报告某场所吸烟的比例（%）：在某场所经常或有时吸烟的现在吸烟者占现在吸烟者总数的比例（K）；非吸烟者报告吸烟者在某场所经常或有时吸烟的人数占非吸烟者总数的比例（L）。

$$K=\frac{在某场所经常或有时吸烟的现在吸烟者人数}{现在吸烟者总数}\times100\%$$

$$L=\frac{非吸烟者报告吸烟者在某场所经常或有时吸烟的人数}{非吸烟者总数}\times100\%$$

2）现在吸烟者报告某种场合经常或有时吸烟的比例（%）：主要包括现在吸烟者在家当着孩子面吸烟的比例（M）；现在吸烟者在家招待客人吸烟的比例（N）；现在吸烟者在单位不同场合吸烟的比例（O）；现在吸烟者在单位当他人面吸烟的比例（P）等。

$$M=\frac{现在吸烟者在家当着孩子面吸烟的人数}{现在吸烟者在家总数}\times100\%$$

$$N=\frac{现在吸烟者在家招待客人时吸烟的人数}{现在吸烟者在家总数}\times100\%$$

$$O=\frac{现在吸烟者在单位某种场合吸烟的人数}{现在吸烟者在单位总数}\times100\%$$

$$P=\frac{现在吸烟者在单位当他人面吸烟的人数}{现在吸烟者在单位总数}\times100\%$$

3）不同场所二手烟的暴露比例（%）：二手烟暴露者在某场所经常或有时受到二手烟暴露的人数占二手烟暴露者总数的比例。

二手烟暴露者不同场所的暴露比例（%）

$$=\frac{在某场所经常或有时受到二手烟暴露的非吸烟者人数}{二手烟暴露者总数}\times100\%$$

4）非吸烟者报告吸烟者在某种场合经常或有时吸烟的比例（%）：主要包括吸烟者在家吸烟的比例（Q）；吸烟者在家当着孩子面吸烟的比例（R）；吸烟者在单位不同场合吸烟的比例（S）；吸烟者在单位当他人面吸烟的比例（T）等。

$$Q = \frac{吸烟者在家吸烟的人数}{非吸烟者总数} \times 100\%$$

$$R = \frac{吸烟者在家当着孩子面吸烟的人数}{非吸烟者总数} \times 100\%$$

$$S = \frac{吸烟者在单位某种场合吸烟的人数}{非吸烟者总数} \times 100\%$$

$$T = \frac{吸烟者在单位当他人面吸烟的人数}{非吸烟者总数} \times 100\%$$

5）非吸烟者家里来客人时经常或有时敬烟的比例（%）（U），以及现在吸烟者和非吸烟者在工作单位经常或有时敬烟和接受敬烟的比例（%）（V）。

$$U = \frac{非吸烟者在家里来客人时敬烟的人数}{非吸烟者总数} \times 100\%$$

$$V = \frac{现在吸烟者(非吸烟者)在工作单位敬烟(接受敬烟)的人数}{现在吸烟者(非吸烟者)总数} \times 100\%$$

6）经常或有时劝阻吸烟的比例（%）：包括现在吸烟者报告当面吸烟时被劝阻点烟、把烟熄灭、劝阻室外吸烟的比例（W），以及非吸烟者报告吸烟者当面吸烟时对其劝阻不要吸烟、劝阻室外吸烟的比例（X）。

$$W = \frac{被劝阻不要吸烟的吸烟者人数}{现在吸烟者总数} \times 100\%$$

$$X = \frac{劝阻吸烟者不要吸烟的非吸烟者人数}{非吸烟者总数} \times 100\%$$

7）在家或单位吸烟没有任何限制的比例（%）：包括现在吸烟者（Y）和非吸烟者（Z）报告家里或单位室内吸烟没有限制，任何地方都可以吸的比例。

$$Y = \frac{报告家里或单位室内吸烟没有任何限制的人数}{现在吸烟者总数} \times 100\%$$

$$Z = \frac{报告家里或单位室内吸烟没有任何限制的人数}{非吸烟者总数} \times 100\%$$

（6）控烟网络和能力建设

从项目干预县控烟网络的建立，以及项目干预县和对照县控烟能力和控烟活动的开展情况等进行描述性分析。

三、资料收集方法

（一）现场调查、内容与方法

1. 基线定量调查

项目基线定量调查分别在四川省的绵竹市和西充县，江西省的安义县和湖口县，河南省的新安县和偃师市按三阶段分层随机抽样的方法，抽取 18～69 岁城市和农村居民各 1000 名。同时在 3 个干预县的干预试点村和居委会按二阶段分层随机抽样的方法，分别抽取 18～69 岁居民 500 名。具体描述详见 Fogarty 项目系列之"FOGARTY 项目现状评估（一）——定量调查部分"。

2. 中期效果评价

（1）研究现场及对象

1）农村/城市社区居民调查　干预县接受基线调查或项目开始时作为干预试点村和居委会的 18～69 岁城乡居民。由于基线调查时确定的几个干预试点村和居委会在之后的干预中并没有全部作为干预示范点，而是分别在农村和城区各选择一个村和一个社区作为干预点（绵竹基线调查的 2 个村和 1 个居委会均作为干预试点村和居委会），作为干预点的社区在本次调查中即为干预示范点社区，其他的均为为对照示范点社区。

2）医院职工、学校教职工、CDC 职工调查　分别在每个干预县选择一所干预示范点医院、学校、CDC 和一所相同或相似级别的对照示范点医院、学校的全体职工作为调查对象。由于一个县只有一个 CDC，所以没有对照示范点 CDC。

3）学校学生调查　干预示范点学校和对照示范点学校的二年级学生。

具体研究现场见表 2。

表 2　中期效果评价研究现场

单位/社区	干预类别	绵竹	安义	新安
医院	干预示范点	绵竹市人民医院	安义县人民医院	新安县人民医院
	对照示范点	绵竹市中医院	安义县中医院	新安县中医院
学校	干预示范点	绵竹中学	安义二中	新安县实验中学
	对照示范点	南轩中学	龙津中学	新安外国语中学
城市社区	干预示范点	东器厂二居委	教师村	铝矿*
	对照示范点	——	电工村	水泥厂
			景苑小区	城关
			卫生大院	
农村社区	干预示范点	荣丰村	黄洲村	盐仓村
		邓林村		
	对照示范点	——	沙井村	郭沟村

注：* 为没有进行基线定量调查的干预示范点。"——"表示无对照示范社区。

（2）抽样方法

1）农村/城市社区居民调查　采用二阶段分层随机抽样策略，分为农村和城区两层。

第一阶段：列出基线调查时确定的干预试点村或居委会的所有家庭名单，每个村或居委会抽取 500 个家庭。

第二阶段：在每个被抽取的家庭中按 KISH 表法（附件 1）抽取 1 名 18 ~ 69 岁的家庭成员作为调查对象。

2）医院职工、学校教职工、CDC 职工调查　对干预示范点和对照示范点单位采用普查的方式对单位内所有职工进行调查。

3）学校学生调查　采用分层整群抽样的方法，在干预示范点和对照示范点学校二、三年级中每个年级随机抽取两个班级，对每一个班级中的全部学生进行调查。

（3）样本量

1）对农村/城市社区居民调查，根据类实验设计的样本量计算公式：

$$N = \left[\frac{Z_{\frac{a}{2}}\sqrt{2P_c\ (1-P_c)} + Z_{\beta}\ \sqrt{P_1\ (1-P_1)\ + P_2\ (1-P_2)}}{P_1 - P_2} \right]^2$$

$$P_c = \frac{P_1 + P_2}{2}$$

根据 1996 年和 2002 年全国调查得到的二手烟暴露率分别为 53%
和 51%。假设三县干预前 $P = 0.60$，三县干预目标是干预后二手烟暴
露率下降 20%，即降低到 40%。取 $\alpha = 0.05$，$\beta = 0.05$，则样本量为
159 人。考虑到城市社区和农村社区均按照是否是干预示范点进行分
层这一因素，故城市社区和农村社区居民各需完成 500 人的调查。

同时，参考基线定量调查失访情况进行扩大抽样，最终在每一个
干预县，农村社区和城市社区各抽取 700 人。在新安县，最初确定的
城市社区干预示范点是水泥厂社区，但由于该厂在尚未进入干预阶段
就出现了经济问题，导致无法作为干预示范点，而作为干预示范点的
铝矿，不在基线调查时确定的干预试点社区之列，也没有开展基线定
量调查，综合考虑后增加新安县城市社区样本量到 1400 人。最后，
三个干预县实际抽取样本量为 4630 人。

2）医院职工、学校教职工、CDC 职工调查　医院职工应调查人
数为 1906，学校教职工应调查人数为 822，CDC 职工应调查人数
为 174。

3）学校学生调查　共抽取学校二、三年级学生 1470 名。

（4）调查内容

为了与基线调查结果进行比较，基线调查问卷中的核心部分保
留，主要包括人口学特征、吸烟行为、二手烟暴露、有关吸烟和二手
烟暴露的知识和态度。为了测量一年干预活动的开展情况，问卷增加
了对开展的干预活动的知晓、理解和依从性调查，主要包括对全县范
围内开展的干预活动的知晓和赞同情况，以及对社区控烟干预活动的
知晓和赞同情况。具体内容见附件 2~6。

（5）调查方法

1）农村/城市社区居民调查　与基线定量调查保持一致，培训调
查员后使用统一的调查问卷以问询的方式进行入户调查。

2）医院职工、学校教职工和学生、CDC 职工调查　统一培训调

查员，在调查员的监督和指导下，采用集中调查对象独立自填的方式完成调查。

3. 终期效果评价

（1）研究现场及对象

1）全县范围的抽样调查　由于四川省绵竹县发生特大地震，原干预区完全被地震摧毁，不可能再进行评估。抽样框为两省四县（江西省安义县和湖口县、河南省新安县和偃师市）的 18～69 岁城乡居民。

2）干预县干预试点社区的抽样调查　两省两个干预县（江西省安义县、河南省新安县）中干预试点社区（农村和城市社区）内所有18～69 岁居民。

3）医院职工、学校教职工、CDC 职工调查　抽样框为干预县试点医院、学校和 CDC 全体职工，对照县相同或相应级别的医院、学校和 CDC 全体职工。

4）学校学生调查　干预县试点学校三年级学生，对照县相同或相应级别学校的三年级学生。

5）基层（县/市级）单位控烟能力调查　干预县选取 2 家医院（包括试点医院）、2 所学校（包括试点学校）、CDC、卫生局、教育局、税务局、工商局、爱卫会（包括在卫生局内不再另行调查）、健教所（包括在 CDC 内不再另行调查）、卫生监督所/中心、1 家媒体（电视台/广播电视局）、1 个车站（汽车站或火车站）、1 家大型商场、1 家中型商场、1 家大型中式餐馆、1 家中型中式餐馆以及 1 个民间团体组织（例如：控烟协会、文艺团体、老年协会等，根据实际情况选择调查）。对照县选择与干预县相同或相应级别的单位进行调查（表3）。

（2）抽样方法

1）全县范围的抽样调查　同中期效果评价。

农村：第一阶段，列出全县所有行政村名单（干预县试点社区所在的行政村除外），对其编号，随机抽取 18 个行政村；第二阶段，在每个行政村中分别随机抽取 3 个自然村，规定每个自然村的家庭户不超过 50 户，对超过 50 户的自然村进行绘图后统一编号，将其分成若干个"自然村"后参与抽样;第三阶段,对抽中的前15个行政村的自然村内所有家庭户采用 KISH 表法在每个家庭户中抽取 1 名调查对象。如果实际参加调查的家庭户不够,再依次调查第 16、17、18 个行政村,最终达到样本量不少于 1000 人。

表3 终期效果评价研究现场

研究目的	江西省		河南省	
	安义县 (干预县)	湖口县 (对照县)	新安县 (干预县)	偃师市 (对照县)
全县项目干预效果	全县	全县	全县	全县
干预试点社区干预效果	教师村(城市) 黄洲村(农村)	——	铝矿(城市) 盐仓村(农村)	——
干预试点医院、学校和 CDC 干预效果	县人民医院 安义二中 县 CDC	相同级别的医院、学校和 CDC	县人民医院 县实验中学 县 CDC	相同级别的医院、学校和 CDC
基层(县/市级)单位控烟能力调查	各县级单位	各县级单位	各县级单位	各县级单位

注:"——"表示不进行调查。

城市:第一阶段,根据最新县城街道划分,按主要街道、马路、标志性建筑等描绘城区地图,在各居委会内将城区划分成若干个片区,使得每个片区的家庭户在 200 户左右。对所有片区按顺序统一编号(干预县试点社区除外),从中随机抽取 8 个片区;第二阶段,对抽中的 8 个片区绘制居民住房分布图,对所有的家庭户登记造册,对抽中的前 6 个片区内所有家庭户采用 KISH 表法在每个家庭户中抽取 1 名调查对象。如果实际参加调查的家庭户不够,再依次调查第 7、8 个片区,最终达到样本量不少于 1000 人。

2)干预县干预试点社区的抽样调查 基线调查时早期采用整群抽样的方式,由于干预试点社区居民户数较少,在中期和终期调查时均采用了普查的方式,在终期调查时对 2 个干预县的干预试点社区(江西省安义县的教师村和黄洲村,河南省新安县的铝矿和盐仓村)所有的家庭户进行调查,采用 KISH 表法在每个家庭户中抽取 1 名调查对象。

3）医院职工、学校教职工、CDC 职工调查　对选中的医院、学校和 CDC 的全体工作人员全部进行调查。

4）学校学生调查　采用分层后按比例随机抽样的方法，先按初三和高三两个年级进行分层，列出初三和高三年级所有学生的名单，按班级人数占总人数的比例在每个班级抽取部分调查对象，最终抽取初三和高三年级学生各 150 名。由于新安县实验中学没有高中，则抽取初三学生 300 名。

5）基层（县/市级）单位控烟能力调查　由国家项目组、省市项目组和项目县相关人员根据调查目的和要求首先在干预县选择调查单位，然后在对照县选择与干预县相同或相应级别的单位。

（3）样本量

1）全县范围的抽样调查　由于终期效果评价采用的是整群随机抽样，对抽到的家庭户数只能是一个估计数，与基线定量调查样本量（计算方法和样本量见 "FOGARTY 项目现状评估（一）——定量调查部分"）保持一致，考虑现场调查失访情况，以及终期效果评价时的抽样摸底情况，最终估计抽样样本数为 11379 户。

2）干预县干预试点社区的抽样调查　干预县农村干预试点社区应调查总户数 631 户，城市干预试点社区应调查总户数 513 户。

3）医院职工、学校教职工、CDC 职工调查　医院职工应调查人数为 1397，学校教职工应调查人数为 674，CDC 职工应调查人数为 218。

4）学校学生调查　共抽取学校三年级学生 1200 名。

5）基层（县/市级）单位控烟能力调查　共 67 家基层单位参加了本次控烟能力调查。

（4）调查内容

1）全县范围的抽样调查、干预县干预试点社区的抽样调查　包括对人口学特征、健康状况、家庭内吸烟行为、家庭内二手烟暴露、有关吸烟和二手烟暴露的基本知识知晓和认识及在社区开展干预活动的效果的调查。具体内容见附件 7。

2）医院职工、学校教职工和学生、CDC 职工调查　包括对人口学特征、健康状况、工作和学习场所吸烟行为、工作和学习场所二手烟暴露、有关吸烟和二手烟暴露的基本知识知晓和认识及在这些试点单位开展干预活动的效果的调查。具体内容见附件 8～11。

3）基层（县/市级）单位控烟能力调查　按是否为媒体部门将调查对象分为非媒体部门和媒体部门两类，主要调查内容包括是否开展或参与控烟政策的制定或修订、控烟协作、控烟宣传、控烟人力、物力投入等。具体内容见附件 12、13。

（5）调查方法

1）全县范围的抽样调查、干预县干预试点社区的抽样调查　与基线定量调查和中期效果评价保持一致，培训调查员后使用统一的调查问卷以问询的方式进行入户调查。

2）医院职工、学校教职工和学生、CDC 职工调查　统一培训调查员，在调查员的监督和指导下，采用调查对象独立自填的方式完成调查。

3）基层（县/市级）单位控烟能力调查　在选中的所有调查单位中至少选择 1 名了解机构情况的知情人（例如办公室主任），在调查员的指导下采用自填的方式进行调查。

（二）现场调查质量控制

流行病学调查质量控制非常关键。本研究在基线定量调查、中期和终期效果调查中分别从设计、实施和资料分析三个阶段进行了严格的质量控制。

1．研究设计阶段

（1）参照 1996 年和 2002 年全国吸烟行为流行病学调查问卷，查阅文献、课题组人员讨论形成基线定量调查问卷。为了便于比较，中期和终期效果调查在问卷设计上与基线保持一致，仅对少数设计不合理的问题进行了调整，同时，根据中期和终期效果调查目的，增加了部分关于干预活动开展和知晓情况的调查。

（2）为了进一步提高设计方案的科学性、可操作性，在每次正式调查前，国家项目组和省市 CDC 项目组人员专门到现场进行实地考察，走访了医院、学校、城区和农村地区，对调查问卷的内容，调查方法以及询问技巧进行了预试验。然后，国家项目组人员对调查问卷的内容进行了修订，进一步完善了调查问卷。

2. 研究实施阶段

（1）每个干预县成立现场调查工作协调小组和三级项目督导小组（县、省市和国家），并明确了各自的职责分工。

（2）每次正式调查开始前，对调查员进行统一培训，培训内容主要为：熟悉调查表的内容及格式；熟悉调查方法和调查技巧；了解调查的注意事项。

（3）现场实地培训，培训方式有两种：一是所有调查员集中到某一个村，在培训教师的指导和各级项目组人员的监督下，每组调查员进行 1~2 例的现场调查；二是培训教师和各级项目督导员分头进入每一个调查实施地点，对所有调查员进行现场入户调查培训和指导。

（4）在调查过程中，各级项目督导组成员循环进行现场督导，在调查的前、中、后期进行问卷抽查，所有完成的调查问卷均要经过县、省市项目督导组成员的审阅。

3. 资料整理和分析

（1）调查结束后由专业数据录入公司完成数据的双份录入、逻辑核查。

（2）项目研究人员对数据再次进行逻辑检错，缺失值和异常值的处理，最后采用统一的方法进行统计分析。

（三）数据完成及质量

本研究采用有效应答率和数据利用率[1]对数据完成及质量进行评价。有效应答率是完成问卷的调查者占应调查对象的比例。

对于抽样样本，使用美国调查研究委员会（CASRO）发展的应答率[2]公式进行计算，其计算公式为：

$$有效应答率 = \frac{实际完成调查人数}{可以进行调查人数 + 未明情况人数 \times \dfrac{可以进行调查人数}{总抽样人数 - 未明情况人数}} \times 100\%$$

其中可以进行的调查者包括：①完成调查者；②拒绝调查者；③调查期间家里有人，调查员联系不上；④被调查者调查期间在家，调

---

1 孙振球，主编. 医学统计学. 北京：人民卫生出版社，2003，377-379.

2 杨功焕，主编. 行为危险因素监测——方法与应用. 北京：北京医科大学，中国协和医科大学联合出版社，1998.

查员联系不上。无法完成的调查者包括：①语言障碍；②有疾病，精神或听说障碍；③调查期间家里没人；④被调查者调查期间不在家；⑤无符合要求的调查对象；⑥其他原因中断调查。

应答率 = 完成调查人数/总人（户）数 × 100%。

数据利用率 = 分析人数/完成调查人数 × 100%。

1. 基线定量调查数据完成及质量评价

表 4 显示，基线定量调查中共抽取 16232 人作为调查对象，可以进行调查人数 14557，实际完成调查 12099 人，进入数据分析的人数为 11985，有效应答率和数据利用率分别为 82.54% 和 99.06%。从不同县来看，各县的数据利用率均很高，均在 98% 左右，但不同县的有效应答率相差较大，安义最高，达 93.74%，绵竹次之（87.64%），偃师最低，为 71.88%（表 4）。

表 4　基线六县抽样调查数据完成及质量

县名称	抽样人数	失访原因不明	可以进行调查人数	实际完成调查人数	分析人数	有效应答率（%）	数据利用率（%）
绵竹	2304	20	2252	1991	1972	87.64	99.05
西充	2477	12	2394	2002	1990	83.22	99.40
安义	2774	0	2013	1887	1883	93.74	99.79
湖口	2811	7	2700	2148	2129	79.36	99.12
新安	2966	24	2454	2064	2020	83.43	97.87
偃师	2900	50	2744	2007	1991	71.88	99.20
合计	16232	113	14557	12099	11985	82.54	99.06

由表 5 可见，基线干预试点社区定量调查阶段绵竹市和安义县的失访人数较少，新安县失访人数较多，主要是由于调查期间家中无人（空户）造成的，因此计算得到的应答率为 79.19%。而三县的数据利用率均较高，都在 99% 以上（表 5）。

表5　基线干预试点社区抽样调查数据完成及质量

县名称	抽样人数	失访人数	实际完成调查人数	分析人数	有效应答率（%）	数据利用率（%）
绵竹	1165	156	1009	1004	88.90	99.50
安义	1163	180	983	980	96.12	99.69
新安	1528	522	1006	1000	79.19	99.40
合计	3856	858	2998	2984	88.07	99.53

2. 中期效果评价数据完成及质量评价

中期效果评价的对象包括四大类：社区居民、医院职工、学校教职工、学校学生。由于 CDC 没有对照点，所以在中期效果评价时不作分析。

社区居民抽样调查同样计算 CASRO 应答率，绵竹城市社区最低为74.16%。在实际完成的调查对象中，根据是否在本社区居住半年及半年以上这一指标进行筛选，满足上述条件的进入分析。数据利用率最低也达到94%以上（表6）。

表6　中期干预试点社区和对照试点社区调查数据完成及质量

县名称	社区名称	抽样户数	失访原因不明	可以进行调查人数	实际完成调查人数	分析人数	有效应答率（%）	数据利用率（%）
绵竹	农村	700	0	613	507	478	82.71	94.28
	城市	700	0	685	508	487	74.16	95.87
安义	农村	403	0	403	401	401	99.50	100.00
	城市	700	2	543	519	519	95.31	100.00
新安	农村	700	0	616	502	486	81.49	96.81
	城市	1400	0	857	800	765	93.35	95.63
合计		4603	2	3717	3237	3136	87.07	96.88

中期效果评价对干预示范点和对照示范点单位采用普查方式调查，因此，对应答率采用普通的计算公式。表7显示，除绵竹市干预点医院职工应答率较低外，其他医院的应答率都在80%以上。数据利用率均较高，都在94%以上。

表7 中期医院职工调查数据完成及质量

县名称	医院类别	总人数	实际完成调查人数	失访人数	分析人数	有效应答率（%）	数据利用率（%）
绵竹	干预点	582	458	124	433	78.69	94.54
	对照点	233	230	3	230	98.71	100.00
安义	干预点	294	292	2	278	99.32	95.21
	对照点	121	119	2	119	98.35	100.00
新安	干预点	516	434	82	427	84.11	98.39
	对照点	160	137	23	134	85.63	97.81
合计		1906	1670	236	1621	87.62	97.07

　　三县/市学校教职工和学生的应答率以及数据利用率均较高，特别是学生，由于采用以班级为单位的整群抽样，操作简单，应答率和数据利用率都非常高（表8、9）。

表8 中期学校教职工调查数据完成及质量

县名称	学校类别	总人数	实际完成调查人数	失访人数	分析人数	有效应答率（%）	数据利用率（%）
绵竹	干预点	207	207	2	205	100.00	99.03
	对照点	286	243	4	239	84.97	98.35
安义	干预点	159	146	7	146	91.82	100.00
	对照点	20	20	0	20	100.00	100.00
新安	干预点	101	92	9	89	91.09	96.74
	对照点	49	42	7	36	85.71	85.71
合计		822	750	29	735	91.24	98.00

表9 中期学校学生调查数据完成及质量

县名称	学校类别	总人数	实际完成调查人数	失访人数	分析人数	有效应答率（%）	数据利用率（%）
绵竹	干预点	221	216	5	216	97.74	100.00
	对照点	200	184	16	184	92.00	100.00
安义	干预点	392	390	2	390	99.49	100.00
	对照点	181	173	9	173	95.58	100.00
新安	干预点	220	220	0	220	100.00	100.00
	对照点	256	256	0	254	100.00	99.22
合计		1470	1439	32	1437	97.89	99.86

3. 终期效果评价数据完成及质量评价

由于终期效果评价对家庭户采用了整群抽样，然后在每户抽取一名成员作为调查对象，所以这里的抽样户数相当于基线时的抽样人数。表10显示，终期效果调查中共抽取了11379户家庭户，可以进行调查人数8427人，实际完成调查人数8265人，进入数据分析的人数为8253人，四县合计应答率和数据利用率分别为98.08%和99.85%。各县的数据利用率均很高，均在99%以上，各县的有效应答率也很高，均达96%以上。

表10 终期四县全县抽样调查数据完成及质量

县名称	总抽样户数*	失访原因不明	可以进行调查人数	实际完成调查人数	分析人数	有效应答率（%）	数据利用率（%）
安义	2796	0	2142	2135	2135	99.67	100.00
湖口	2884	0	2049	2005	2005	97.85	100.00
新安	3081	0	2131	2048	2040	96.11	99.61
偃师	2618	0	2105	2077	2073	98.67	99.81
合计	11379	0	8427	8265	8253	98.08	99.85

注：*包括调查期间家里没人的家庭户（空户）。

终期效果调查仅对干预试点社区进行了调查，而且是对社区内所有符合条件的家庭户均进行调查，对其进行应答率计算时采用了普通的计算公式。表 11 显示应答率均在90% 以上，数据利用率均在99% 以上。

表 11　终期干预试点社区调查数据完成及质量

县名称	社区名称	总户数*	实际完成调查人数	失访人数	分析人数	有效应答率（%）	数据利用率（%）
安义	农村	305	282	23	282	92.46	100.00
	城市	209	189	20	189	90.43	100.00
新安	农村	326	311	15	309	95.40	99.36
	城市	304	293	11	293	96.38	100.00
合计		1144	1075	69	1073	93.97	99.81

注：* 调查期间家里没人的家庭户（空户）不包括在内。

单位职工及学校学生的调查操作相对简单，应答率较高，除了偃师学校教职工和 CDC 职工调查应答率在90% 以下外，其他的均在90% 以上。在完成的调查中，调查质量很高，数据利用率均在98% 以上（表 12～15）。

表 12　终期医院调查数据完成及质量

县名称	总人数	实际完成调查人数	失访人数	分析人数	有效应答率（%）	数据利用率（%）
安义	317	314	3	314	99.05	100.00
湖口	191	179	12	179	93.72	100.00
新安	350*	330	20	330	94.29	100.00
偃师	539	491	48	491	91.09	100.00
合计	1397	1314	83	1314	94.06	100.00

注：* 新安县人民医院总人数与中期效果评价时相差比较大，原因是新安县医疗系统实行新的管理制度，解聘了所有临时工和返聘人员。

表 13　终期学校教职工调查数据完成及质量

县名称	总人数	实际完成调查人数	失访人数	分析人数	有效应答率（%）	数据利用率（%）
安义	188	184	4	184	97.87	100.00
湖口	225	219	6	219	97.33	100.00
新安	94	94	0	94	100.00	100.00
偃师	167	134	33	134	80.24	100.00
合计	674	631	43	631	93.62	100.00

表 14　终期 CDC 职工调查数据完成及质量

县名称	总人数	实际完成调查人数	失访人数	分析人数	有效应答率（%）	数据利用率（%）
安义	35	35	0	35	100.00	100.00
湖口	27	27	0	27	100.00	100.00
新安	58	57	1	57	98.28	100.00
偃师	98	84	14	83	85.71	98.81
合计	218	203	15	202	93.12	99.51

表 15　终期学校学生调查数据完成及质量

县名称	总人数	实际完成调查人数	失访人数	分析人数	有效应答率（%）	数据利用率（%）
安义	300	299	1	299	99.67	100.00
湖口	300	300	0	300	100.00	100.00
新安	300	299	1	299	99.67	100.00
偃师	300	298	2	298	99.33	100.00
合计	1200	1196	4	1196	99.67	100.00

四、统计分析方法

1. 抽样数据加权调整

为了避免因各县抽样样本人口学特征构成不同，导致计算结果出现偏差，同时为了使抽样样本能够更好地代表实际人群，本研究中基线和终期全县抽样调查时均采用了城乡 1:1 的比例进行抽样。因为基线调查和终期调查的抽样方式有所不同，我们对全县抽样数据采用直接标化法的思想进行加权调整[1]，即采用 2000 年全国普查人口年龄、性别构成的方法，同时按城乡 1:4 的比例对数据进行加权调整，加权

调整公式为 $w_i = \dfrac{(\sum n_i)c_i}{n_i}$，公式中 W_i 为各层的权重，c_i 为 2000 年

人口构成中各层的构成比，n_i 为样本各层实际的样本频数，$\sum n_i$ 为实际得到的样本总量。

2. 全县抽样数据率的比较

对全县抽样数据的加权调整实际上是采用了直接标准化的思想，通过全县数据计算的率实际上是标准化率，为了解标准化率之间的差别是否有统计学意义，还应考虑差别的抽样误差和进行差别的统计学检验。本研究采用标准化率比较的 u 检验，具体计算公式及步骤参考相关文献[2]。

3. 干预试点社区率的比较

尽管干预社区内所有的家庭户均被调查，但最终必须在每个家庭户内抽取 1 名家庭成员作为调查对象。为了避免因为样本性别、年龄构成的影响，我们对此样本均采用 2000 年全国人口作为标准人口，对各率直接标化后进行卡方检验，$P < 0.05$ 为差异有统计学意义。

对于其他各类抽样数据，率或构成比的比较，均采用卡方检验，$P < 0.05$ 为差异有统计学意义。对于各机构内全部调查的数据不进行假设检验，仅以率或构成比的形式进行。

所有统计分析通过 SAS 9.1 统计软件完成。

1　万霞，周脉耕，王春平，等. 率的直接标准化法在样本率加权中的应用. 卫生研究. 2007，36（3）: 184 – 185.

2　金丕焕，主编. 医用统计方法. 第 2 版. 上海: 复旦大学出版社. 2003，147 – 149.

第三部分　结果

一、抽样调查数据人口学特征构成

由于医院、学校和 CDC 职工干预效果调查均采用普查的方式进行，对其数据不再进行人口学特征的构成比较，仅对全县抽样调查、干预社区调查和学校学生抽样调查数据进行构成比较。比较的人口学特征主要包括性别和年龄，由于学校学生均为二、三年级学生，对其年龄构成不作比较。

（一）全县抽样调查

1. 性别构成　安义县终期效果调查时女性比例（59.02%）高于湖口县，也高于基线调查，其他县干预前后比较差别均没有统计学意义。新安县与偃师市比较，在基线和终期调查时差别均没有统计学意义。见表 16、17。

表 16　干预前后全县抽样样本性别构成比较

县名称	基线		终期		χ^2	P 值
	男性 %（n）	女性 %（n）	男性 %（n）	女性 %（n）		
安义	48.17(907)	51.83(976)	40.98(875)	59.02(1260)	20.92	<0.0001
湖口	49.04(1044)	50.96(1085)	48.33(969)	51.67(1036)	0.21	0.6490
新安	47.28(955)	52.72(1065)	48.48(989)	51.52(1051)	0.59	0.4429
偃师	48.17(959)	51.83(1032)	48.63(1008)	51.37(1065)	0.09	0.7700

注：n 指分子数，以下同。

表17　基线和终期干预县与对照县抽样样本性别构成比较

县名称	基线				终期			
	男性 %	女性 %	χ^2	P 值	男性 %	女性 %	χ^2	P 值
安义	48.17	51.83	0.30	0.5825	40.98	59.02	22.59	<0.0001
湖口	49.04	50.96			48.33	51.67		
新安	47.28	52.72	0.32	0.5728	48.48	51.52	0.01	0.926
偃师	48.17	51.83			48.63	51.37		

2. 年龄别构成　除终期时新安县和偃师市比较差别没有统计学意义外，其他的无论是干预前后比较，还是干预县与对照县比较，差别均有统计学意义（表18、19）。

（二）干预社区调查

1. 性别构成：两县农村干预社区基线、中期和终期调查性别构成不全相同，两县城市干预社区性别构成相同（表20～21）。

2. 年龄别构成：两县农村和城市干预社区基线、中期和终期调查年龄构成都不完全相同（表22～23）。

（三）学校学生抽样调查

表24、25 显示，安义县学生性别构成中期与终期比较差别有统计学意义，终期时与对照县（湖口县）比较差别也有统计学意义。新安县则均没有统计学意义。

（四）小结

通过对抽样数据部分人口学特征进行可比性分析后发现，各数据间的人口学特征不完全相同，所以在进行率的比较时必须按标化的原则进行数据调整。

表 18 干预前后全县抽样样本年龄构成比较

县名称	基线(岁)					终期(岁)					χ²	P 值
	18~ %(n)	30~ %(n)	40~ %(n)	50~ %(n)	60~69 %(n)	18~ %(n)	30~ %(n)	40~ %(n)	50~ %(n)	60~69 %(n)		
安义	13.49 (254)	30.75 (579)	24.00 (452)	19.81 (373)	11.95 (225)	8.99 (192)	22.01 (470)	23.70 (506)	25.11 (536)	20.19 (431)	101.50	<0.0001
湖口	9.49 (202)	26.30 (560)	26.96 (574)	26.73 (569)	10.52 (224)	8.88 (178)	30.97 (621)	27.23 (546)	21.10 (423)	11.82 (237)	23.52	<0.0001
新安	9.70 (196)	30.59 (618)	28.02 (566)	20.54 (415)	11.14 (225)	15.54 (317)	27.75 (566)	26.47 (540)	20.00 (408)	10.25 (209)	31.99	<0.0001
偃师	11.30 (225)	35.16 (700)	24.81 (494)	18.58 (370)	10.15 (202)	14.42 (299)	29.04 (602)	25.62 (531)	19.49 (404)	11.43 (237)	21.80	0.0002

表 19 基线和终期干预县与对照县抽样样本年龄构成比较

县名称	基线(岁)							终期(岁)						
	18~ %	30~ %	40~ %	50~ %	60~69 %	χ²	P 值	18~ %	30~ %	40~ %	50~ %	60~69 %	χ²	P 值
安义	13.49	30.75	24.00	19.81	11.95	46.63	<0.0001	8.99	22.01	23.70	25.11	20.19	88.61	<0.0001
湖口	9.49	26.30	26.96	26.73	10.52			8.88	30.97	27.23	21.10	11.82		
新安	9.70	30.59	28.02	20.54	11.14	15.60	0.0036	15.54	27.75	26.47	20.00	10.25	3.22	0.5210
偃师	11.30	35.16	24.81	18.58	10.15			14.42	29.04	25.62	19.49	11.43		

表 20　基线、中期和终期农村干预社区抽样样本性别构成比较

县名称	基线 男性 %（n）	基线 女性 %（n）	中期 男性 %（n）	中期 女性 %（n）	终期 男性 %（n）	终期 女性 %（n）	基线－中期比较 χ^2	基线－中期比较 P值	基线－终期比较 χ^2	基线－终期比较 P值	中期－终期比较 χ^2	中期－终期比较 P值
安义	44.14 (143)	55.86 (181)	52.52 (146)	47.48 (132)	45.04 (127)	54.96 (155)	4.21	0.0401	0.05	0.8241	3.14	0.0765
新安	34.92 (88)	65.08 (164)	44.49 (109)	55.51 (136)	45.95 (142)	54.05 (167)	4.75	0.0292	6.99	0.0082	0.12	0.7308

表 21　基线、中期和终期城市干预社区抽样样本性别构成比较

县名称	基线 男性 %（n）	基线 女性 %（n）	中期 男性 %（n）	中期 女性 %（n）	终期 男性 %（n）	终期 女性 %（n）	基线－中期比较 χ^2	基线－中期比较 P值	基线－终期比较 χ^2	基线－终期比较 P值	中期－终期比较 χ^2	中期－终期比较 P值
安义	41.88 (67)	58.13 (93)	47.83 (77)	52.17 (84)	46.03 (87)	53.97 (102)	1.15	0.2838	0.61	0.4358	0.11	0.7374
新安	42.69 (219)	57.31 (294)	50.86 (89)	49.14 (86)	47.44 (139)	52.56 (154)	3.52	0.0606	1.70	0.1917	0.51	0.4743

表22 基线、中期和终期农村干预社区抽样样本年龄构成比较

年龄组 ()	安义					新安				
	基线 %(n)	中期 %(n)	终期 %(n)	χ^2	P值	基线 %(n)	中期 %(n)	终期 %(n)	χ^2	P值
18~	10.19(33)	2.16(6)	5.67(16)	25.13*	<0.0001	9.92(25)	11.84(29)	12.62(39)	11.65*	0.0201
30~	16.05(52)	12.23(34)	15.25(43)	14.05†	0.0071	39.29(99)	26.94(66)	27.83(86)	13.38†	0.0096
40~	16.67(54)	25.18(70)	21.28(60)	7.68‡	0.1040	19.05(48)	24.90(61)	27.18(84)	1.01‡	0.9081
50~	39.81(129)	36.69(102)	31.56(89)			21.83(55)	20.41(50)	18.12(56)		
60~69	17.28(56)	23.74(66)	26.24(74)			9.92(25)	15.92(39)	14.24(44)		

注: * 为基线与中期比较; † 为基线与终期比较; ‡ 为中期与终期比较。

表23 基线、中期和终期城市干预社区抽样样本年龄构成比较

年龄组 ()	安义					新安				
	基线 %(n)	中期 %(n)	终期 %(n)	χ^2	P值	基线 %(n)	中期 %(n)	终期 %(n)	χ^2	P值
18~	13.13(21)	6.83(11)	7.41(14)	19.04*	0.0008	6.43(38)	6.29(11)	5.80(17)	4.16*	0.3854
30~	47.50(76)	30.43(49)	31.75(60)	18.93†	0.0008	36.26(186)	38.29(67)	30.03(88)	11.85†	0.0185
40~	26.25(42)	39.13(63)	38.62(73)	0.85‡	0.9313	33.72(173)	26.86(47)	30.72(90)	7.39‡	0.1165
50~	10.63(17)	16.15(26)	13.23(25)			14.42(74)	19.43(34)	17.06(50)		
60~69	2.50(4)	7.45(12)	8.99(17)			9.16(47)	9.14(16)	16.38(48)		

注: * 为基线与中期比较; † 为基线与终期比较; ‡ 为中期与终期比较。

表24　中期和终期干预学校学生抽样样本性别构成比较

| 县名称 | 中期 | | 终期 | | χ^2 | P 值 |
	男性 %（n）	女性 %（n）	男性 %（n）	女性 %（n）		
安义	58.91（228）	41.09（159）	51.17（153）	48.83（146）	4.10	0.0430
新安	49.55（109）	50.45（111）	53.85（161）	46.15（138）	0.94	0.3325

表25　终期时干预学校与对照学校学生抽样样本性别构成比较

县名称	男性 %（n）	女性 %（n）	χ^2	P 值
安义	51.17（153）	48.83（146）	9.05	0.0026
湖口	63.33（190）	36.67（110）		
新安	53.85（161）	46.15（138）	3.70	0.0544
偃师	45.97（137）	54.03（161）		

二、项目总效果

总的说来，江西安义的干预效果在某些方面比较明显，而河南新安的干预效果不明显。

（一）二手烟暴露率

安义县和湖口县二手烟暴露率均有下降，安义县从66.34%下降到46.36%，下降了19.98%；湖口县从73.29%下降到58.21%，下降了15.08%。下降差别均有统计学意义，两县下降净差值为4.90%（表26、27）。

新安县和偃师市二手烟暴露率也均有下降，新安县从49.91%下降到44.41%，下降了5.50%；偃师市从49.68%下降到45.61%，下降了4.07%。下降差别均有统计学意义，两县下降净差值为1.43%，但均未达到预计目标（表26、27）。

两省各年龄别二手烟暴露率的下降率比较见图3-1、3-2。

表 26 干预县与对照县干预前后居民二手烟暴露率比较

省名称	县名称	基线 % （n）	终期 % （n）	u *	P 值
江西	安义	66. 34 （815）	46. 36 （732）	10. 45	<0. 01
	湖口	73. 29 （1024）	58. 21 （794）	8. 26	<0. 01
河南	新安	49. 91 （798）	44. 41 （718）	3. 00	<0. 01
	偃师	49. 68 （732）	45. 61 （598）	2. 24	<0. 05

注：＊为标准化率的比较，采用 u 检验，以下同。

表 27 基线与终期干预县与对照县居民二手烟暴露率比较

省名称	县名称	基 线			终 期		
		%	u	P 值	%	u	P 值
江西	安义	66. 34	3. 89	<0. 01	46. 36	6. 32	<0. 01
	湖口	73. 29			58. 21		
河南	新安	49. 91	0. 13	>0. 05	44. 41	0. 66	>0. 05
	偃师	49. 68			45. 61		

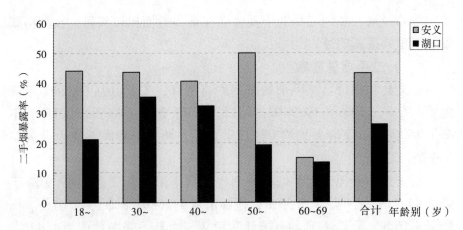

图 3-1 江西省干预县与非干预县干预前后年龄别二手烟暴露率的下降率比较

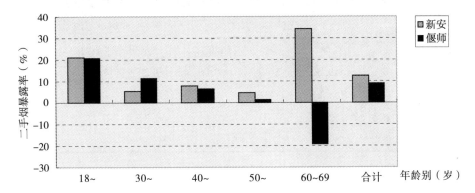

图 3-2 河南省干预县与非干预县干预前后年龄别二手烟暴露率的下降率比较

（二）男性现在吸烟率

安义县男性现在吸烟率显著下降，从 49.32% 下降到 42.29%，下降了 7.03%，下降率为 16.62%；湖口县则从 54.81% 上升到 60.03%，上升了 5.22%，下降率为 - 8.70%。下降和上升差别均有统计学意义，净差值为 12.25%，见表 28、29。

新安县与偃师市男性现在吸烟率干预前后均没有变化，维持在 50% 左右，见表 28、29。

两省各年龄别男性现在吸烟率的下降率比较见图 3-3、3-4。

表 28 干预县与对照县干预前后男性现在吸烟率比较

省名称	县名称	基线 % （n）	终期 % （n）	u *	P 值
江西	安义	49.32 （508）	42.29 （423）	2.99	< 0.01
	湖口	54.81 （654）	60.03 （580）	2.42	< 0.05
河南	新安	52.06 （531）	50.77 （538）	0.58	> 0.05
	偃师	52.00 （514）	50.52 （498）	0.66	> 0.05

表 29　基线与终期干预县与对照县男性现在吸烟率比较

省名称	县名称	基　　线			终　　期		
		%	u	P 值	%	u	P 值
江西	安义	49.32	2.49	<0.05	42.29	7.69	<0.01
	湖口	54.81			60.03		
河南	新安	52.06	0.03	>0.05	50.77	0.11	>0.05
	偃师	52.00			50.52		

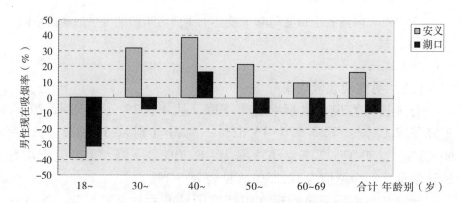

图 3-3　江西省干预县与非干预县干预前后年龄别男性现在吸烟率的下降率比较

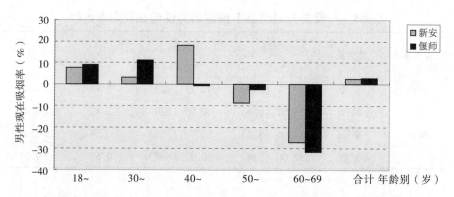

图 3-4　河南省干预县与非干预县干预前后年龄别男性现在吸烟率的下降率比较

三、政策出台/修订与执行

（一）全县公共场所禁止吸烟的政策和法规的出台/修订

江西省安义县于 2005 年 7 月 29 日由县政府出台了《关于贯彻落实＜南昌市公共场所禁止吸烟暂行规定＞的实施意见》（以下简称《实施意见》）。考虑到《南昌市公共场所禁止吸烟暂行规定》（以下简称《暂行规定》）是南昌市人民政府于 1995 年颁布施行的，离WHO 推荐标准相差甚远，执行不力，所以对《暂行规定》进行了修订。经过一段时间的实施，发现《实施意见》仍然存在很多不足，对其作进一步修订后由县政府于 2007 年 10 月 22 日以安府发［2007］20 号文件正式印发《安义县公共场所禁止吸烟暂行办法》（以下简称《暂行办法》），并在全县施行。

河南省新安县于 2005 年 11 月下旬，通过组织国家和省市有关专家、以及县级相关人员共同参与制定了《新安县控制吸烟规定》（以下简称《规定》），并向县政府提出关于颁布出台、实施《规定》的工作建议。新安县当时正值创建国家卫生县城，控烟活动与创建工作的政策方向和主旨不谋而合，经过控烟人员的积极开发和有效倡导，《规定》于 2006 年 3 月 31 日以新政［2006］29 号文件正式印发给全县各局委和乡（镇）政府，并开始实施。

（二）出台/修订的政策和法规的文本分析

对两干预县出台/修订的政策和法规的文本质量，如公共场所的界定、是否体现 100% 无烟环境、立法部门、执行主体、监督和处罚情况等与 WHO 推荐的立法标准进行比对，结果见表30。

从表中可以发现，安义县经过修订后的政策文本质量有了大幅提高，文本规定禁止吸烟的场所能够达到 100% 无烟环境，虽然没有实现所有的室内和公共场所均为无烟环境，但增加了部分无烟环境。新安县政策文本规定禁止吸烟的场所能够达到 100% 无烟环境，与安义县一样，没有实现所有的室内和公共场所均为无烟环境。

两县政策文本均由县政府制定和发布，执法主体均为单一执法。对于单位违法的处罚均较轻，对于个人主要以劝阻和教育为主。两县均呼吁全社会支持禁烟工作，明确表示要积极开展健康教育。

表30 两县公共场所禁止吸烟政策文本分析

文本要点	WHO立法推荐	安义			新安	
		旧政策（《实施意见》）	新政策（《暂行办法》）	新政策的差距	新出台《规定》	差距
100%无烟环境的创建	通过贯彻完全无烟环境政策以彻底阻断污染源是唯一有效的策略。无论是通风还是设立专门吸烟区都不能使烟雾完全驱散，室内环境也不能达到上述安全标准，故不予推荐	影剧院、录像厅、体育馆、展览馆、博物馆、美术馆、图书馆、科技馆、档案馆、少年宫、商店、金融业、邮电业的营业厅；游艺厅、歌舞厅、卡拉OK、音乐茶座、等候室等可以设置有明显标志的吸烟室	撤销了所有关于吸烟的场所里设置吸烟室的规定	禁止吸烟的场所能够达到100%无烟环境	规定中没有任何关于禁止吸烟的场所是否设立吸烟室的描述	禁止吸烟的场所能够达到100%无烟环境
公共场所的界定	在法律中明确所有的室内和公共场所均为无烟环境	医疗机构的候诊区、诊疗区和病房区；托儿所、幼儿园、中小学校和其他各类学校的教学场所、实验室、学生宿舍和学生活动场所；公共交通工具内及其交通工具候室、售票厅，以及以上可以设置吸烟室的场所	在旧政策的基础上，增加了国家机关、企事业单位及社会团体的公共办公室、会议室及室内公共场所、营业性餐厅	扩大了公共场所的范围，但医疗机构、各类托幼、学校、公共交通工具仍部分场所。没有实现所有的室内和公共场所均为无烟环境	各类医疗机构；托儿所、幼儿园，各级各类学校，企业、各级机关会议室、事业单位的会议室；体育场所；影剧院；图书馆、文化馆、展览馆、阅览室；商店、书店和邮电、金融系统的经营场所；公共交通工具内及其候室、售票厅	没有包括办公室、餐厅、各类娱乐场所、涵盖部分公共交通场所和经营场所。没有实现所有的室内和公共场所均为无烟环境

续　表

文本要点	WHO 立法推荐	安义			新安	
		旧政策（《实施意见》）	新政策（《暂行办法》）	新政策的差距	新出台《规定》	差距
立法部门	专家建议:人大立法能创设一般的行为规范,而政府规章则由于政府权限有限,适用范围有限,不能创设一般的行为规范	县政府	县政府	没有实现人大立法	县政府	没有实现人大立法
执行主体和监督部门	专家建议:建议多部门联合执法、监督	卫生局。委托县 CDC 监督执行。单一执法	卫生局单一执法	没有实现多部门联合执法	卫生局。委托县创建办监督执行。单一执法	没有实现多部门联合执法
处罚	法律应对违反行为规定罚金或采取其他罚款,对单位采取较重处罚,对个人以劝阻和教育为主	单位:责令限期改正,愈期不改的处 200～500 元罚款,并取消当年和次年卫生先进单位的评比资格;个人:经劝止不听者,处以 10 元罚款	保留对公共场所所在单位违法未履行职责的处罚,取消了对个人罚款的规定	明确对单位违法的处罚金和罚金,取消了对个人的处罚,对个人以劝阻和监督为主	单位:责令限期改正,给予警告;个人:要求吸烟者停止吸烟或到户外吸烟	没有对违法单位的罚金 对个人以劝阻和教育为主
公众教育	落实对公众的教育战略可以推动家庭中的"禁烟"运动	规定全社会都支持禁烟工作,有关部门应积极开展吸烟有害健康的宣传教育活动	与旧政策相同	明确进行控烟宣传教育	规定全社会都要支持禁烟工作,有关部门应做好控烟及烟草危害的宣传教育工作	明确进行控烟宣传教育

（三）全县公共场所禁止吸烟的政策和法规的执行

安义县在项目实施过程中，新出台了《公共场所禁止吸烟暂行办法》，新安县新出台了《公共场所禁止吸烟规定》（表30）。

为了更好地执行政策或法规，安义县和新安县均设置了县控烟办公室，挂靠在县 CDC，并配备了一定数量的专职和兼职人员。两县均成立了由副县长为组长的控烟领导小组，协调、组织各项控烟工作。

两县均对政策或法规的执行进行了监督检查。安义县政府下发了《关于对全县控烟工作进行督查的通知》，对县各机关、企事业、部分公共场所等共计 97 个单位进行了控烟工作监督检查，其中 61 个单位制定了本单位的控烟制度或规定。新安县创建办以新创建文件号印发了《新安县创建工作领导小组关于开展创建无烟社区（单位）活动的通知》，对《规定》的执行情况进行了督导检查。县属 58 家单位制定了本单位控烟工作方案并上交创建办。

对照县江西湖口县的上级市九江市和河南偃师市的上级市洛阳市均有公共场所禁止吸烟规定。因此，为了比较两干预县的全县政策执行效果，对全县进行了抽样调查。结果显示，两省干预县近50%的居民知道本县公共场所禁止吸烟规定，明显高于对照县。进一步比较社区和创建单位的执行效果，知晓比例均得到显著提高，其中干预社区居民的知晓比例最高达96%；创建无烟机构结果显示，两省创建单位职工和学生知道本单位有禁止吸烟的规定的比例均显著高于非创建单位。总体而言，江西省的干预效果更明显（表31～33）。

对政策执行情况的具体内容见本项目系列丛书之三《干预模式的建立和过程评估》。

表31　终期全县抽样调查居民知道全县公共场所禁止吸烟规定的比例

省名称	干预县 %（n）	对照县 %（n）	u	P 值
江西	48.54（1122）	19.98（406）	20.07	<0.01
河南	49.85（1144）	40.35（906）	6.34	<0.01

表 32 中期和终期干预社区居民知道全县公共场所禁止吸烟规定的比例

省名称	干预社区名称	中期 % (n)	终期 % (n)	χ^2	P 值
江西	农村	52.72 (112)	91.39 (236)	104.27	< 0.0001
	城市	72.84 (122)	96.23 (183)	38.29	< 0.0001
河南	农村	31.65 (65)	62.64 (177)	52.51	< 0.0001
	城市	41.39 (75)	83.41 (240)	88.45	< 0.0001

表 33 中期和终期单位职工/学生知道单位公共场所禁止吸烟规定的比例

省名称	单位名称	创建单位		非创建单位
		中期 % (n)	终期 % (n)	终期 % (n)
江西	医院	98.20 (273)	100.00 (314)	42.53 (74)
	学校（职工）	99.32 (145)	99.45 (181)	41.90 (88)
	学校（学生）*	92.75 (358)	99.00 (296)	73.22 (216)
	CDC	100.00 (34)	100.00 (35)	14.81 (4)
河南	医院	99.06 (423)	97.58 (322)	81.18 (358)
	学校（职工）†	94.38 (84)	84.04 (79)	50.79 (26.16)
	学校（学生）	90.00 (198)	88.26 (263)	49.49 (147)
	CDC	100.00 (54)	94.34 (50)	72.50 (58)

注：* 江西省创建学校学生对规定的知晓率，中期与终期比较，以及终期时创建学校与非创建学校比较，经卡方检验，差别均有统计学意义（P < 0.0001）；† 河南省创建学校学生生对规定的知晓率，中期与终期比较差别没有统计学意义（P = 0.5305），但终期时创建学校与非创建学校比较差别有统计学意义（P < 0.0001）。

四、知识和认识变化

从以下两个方面对干预前后相关知识知晓的变化情况进行分析：①二手烟暴露健康危害知识：知道二手烟暴露的人更容易得心脏病（简称"心脏病"）、知道丈夫是吸烟者的女性比其他女性更容易得肺癌（简称"肺癌"）、知道和吸烟者生活的孩子更容易得哮喘或呼吸道疾病（简称"呼吸道疾病"）、三个知识点均知道的比例（简称

"三者都知道"），以及二手烟暴露对健康有严重危害（简称"严重危害"）的比例；②听说或看到过以下关键信息：吸烟者不应该当着别人的面吸烟（简称"不当面吸烟"）、吸烟者不应该在室内吸烟（简称"不在室内吸烟"）、家里来客不应该敬烟（简称"不敬烟"），以及关于关键信息均知道的比例（简称"关键干预信息均知道"）。

（一）全县抽样调查结果

1. 二手烟暴露健康危害知晓情况

与干预前比较，干预后安义县居民知道三条健康知识，以及三者都知道的比例明显提高。知道二手烟暴露对健康有严重危害的比例也大幅提高，从干预前的 14.11% 上升到干预后的 40.01%。与干预县形成鲜明对比的是，对照县（湖口县）对三条健康知识的知晓率不但没有升高，反而下降了，差别有统计学意义。而且基线调查时干预县与对照县比较，对照县对各种知识的知晓率比干预县还高，说明安义县干预效果非常明显（表34）。

干预后新安县居民对三条健康知识、三者都知道，以及二手烟暴露对健康有严重危害的知晓率均有明显提高，同时，对照县（偃师市）也均有提高，且差别均有统计学意义。进一步比较发现，对照县基线时的知晓率普遍比干预县高，而终期时干预县的各项知晓率接近对照县，多数甚至超过了对照县，说明干预县对二手烟暴露健康危害知识知晓率提高比对照县要快，新安县的干预仍然有效（表35）。

2. 关键干预信息知晓情况

无论是江西省、还是河南省，终期时干预县居民对关键干预信息知道的比例均明显高于对照县，比较而言，江西省的效果要明显好于河南省（表36）。

（二）干预社区创建结果

1. 二手烟暴露健康危害知晓情况

江西省农村干预社区居民对三条健康知识，以及三者都知道的比例呈上升的趋势，其中终期时提高尤其显著，三者都知道的比例从基线的 9.23% 提高到终期的 68.78%。知道二手烟暴露对健康有严重危害的比例从基线的 16.08% 提高到终期的 68.16%，差别有统计学意义（表37）。

表 34　江西省干预前后干预县与对照县居民二手烟暴露健康危害知识知晓情况比较

	安义				湖口				安义－湖口（基线）		安义－湖口（终期）	
	基线 %(n)	终期 %(n)	u	P值	基线 %(n)	终期 %(n)	u	P值	u	P值	u	P值
心脏病	19.93(356)	44.23(1035)	16.08	<0.01	25.81(635)	23.39(593)	1.72	>0.05	4.28	<0.01	14.00	<0.01
肺癌	35.37(793)	72.72(1605)	24.29	<0.01	38.79(899)	25.37(539)	9.22	<0.01	2.23	<0.05	31.04	<0.01
呼吸道疾病	46.31(1012)	83.22(1766)	25.4	<0.01	59.62(1343)	40.92(892)	12.32	<0.01	8.78	<0.01	28.55	<0.01
三者都知道	13.34(246)	41.75(981)	19.44	<0.01	20.09(502)	16.51(403)	2.79	<0.01	5.44	<0.01	17.48	<0.01
严重危害	14.11(370)	40.01(932)	17.69	<0.01	16.86(381)	11.48(289)	4.75	<0.01	2.27	<0.05	20.29	<0.01

表 35　河南省干预前后干预县与对照县居民二手烟暴露健康危害知识知晓情况比较

	新安				偃师				新安－偃师（基线）		新安－偃师（终期）	
	基线 %(n)	终期 %(n)	u	P值	基线 %(n)	终期 %(n)	u	P值	u	P值	u	P值
心脏病	26.63(517)	45.76(944)	12.65	<0.01	28.28(595)	49.54(1188)	13.81	<0.01	1.17	>0.05	2.45	<0.05
肺癌	31.85(709)	51.41(1097)	12.74	<0.01	40.11(903)	52.49(1254)	8.09	<0.01	5.51	<0.01	0.71	>0.05
呼吸道疾病	41.69(906)	59.70(1191)	11.51	<0.01	53.23(1139)	56.29(1326)	2.06	<0.05	7.55	<0.01	2.26	<0.05
三者都知道	19.62(396)	41.46(855)	12.65	<0.01	22.66(479)	41.08(979)	12.31	<0.01	2.33	<0.05	0.25	>0.05
严重危害	20.23(400)	35.23(713)	10.73	<0.01	15.24(400)	25.96(810)	7.96	<0.01	3.96	<0.01	6.44	<0.01

表36　终期干预县与对照县居民对于关键干预信息知晓情况比较

	江西				河南			
	安义 %（n）	湖口 %（n）	u	P 值	新安 %（n）	偃师 %（n）	u	P 值
不当面吸烟	81.04 （1735）	27.16 （585）	34.97	＜0.01	42.29 （934）	31.91 （858）	6.98	＜0.01
不室内吸烟	80.03 （1728）	27.26 （552）	34.41	＜0.01	43.61 （926）	35.07 （904）	5.68	＜0.01
不敬烟	66.60 （1445）	10.63 （321）	36.92	＜0.01	31.10 （587）	15.13 （389）	12.05	＜0.01
关键干预信息均知道	68.15 （1486）	18.56 （410）	32.33	＜0.01	33.56 （622）	17.62 （447）	11.66	＜0.01

与农村干预社区一样，江西省城市干预社区居民对三条健康知识，以及三者都知道的比例均呈逐渐上升的趋势。相对而言，城市干预社区普遍高于农村干预社区，三者都知道、知道二手烟对健康有严重危害的比例分别从基线的 15.51%、26.10% 提高到终期的 75.42%、82.58%（表38）。

河南省农村干预社区居民对三条健康知识，以及三者都知道的比例呈先上升后下降的特点，而且每次变化都有统计学意义，进一步分析发现，上升的幅度大于下降的幅度，总体来说是有效的，但效果不如江西省明显。知道二手烟对健康有严重危害的知晓率有显著提高，从基线的 16.09% 上升至终期的 46.84%，上升的幅度小于江西省（表39）。

河南省城市干预社区居民对二手烟暴露的健康危害知识的知晓率呈现逐渐上升趋势，与江西省相似，三者都知道、知道二手烟对健康有严重危害的比例分别从基线的 29.21%、26.99% 提高到终期的 62.06%、61.29%，差别均有统计学意义（表40）。

2.“关键干预信息”知晓情况

由于基线和中期调查时均没有此项内容，所以这里不做分析。

表 37 江西省干预前后农村干预社区居民二手烟暴露健康危害知识知晓情况比较

	基线 %（n）	中期 %（n）	终期 %（n）	基线－中期 χ^2	基线－中期 P值	基线－终期 χ^2	基线－终期 P值	中期－终期 χ^2	中期－终期 P值
心脏病	11.85（42）	23.41（62）	70.56（178）	14.07	0.0002	218.12	<0.0001	124.85	<0.0001
肺癌	34.17（97）	41.00（114）	93.63（251）	2.99	0.0840	225.92	<0.0001	176.79	<0.0001
呼吸道疾病	50.96（137）	53.03（150）	94.76（266）	0.25	0.6139	141.44	<0.0001	126.86	<0.0001
三者都知道	9.23（32）	20.48（48）	68.78（173）	15.34	<0.0001	229.50	<0.0001	132.05	<0.0001
严重危害	16.08（50）	——	68.16（163）	——	——	169.87	<0.0001	——	——

注："——"表示未作调查，数据缺失，分析结果也相应缺失。

表 38 江西省干预前后城市干预社区居民二手烟暴露健康危害知识知晓情况比较

	基线 %（n）	中期 %（n）	终期 %（n）	基线－中期 χ^2	基线－中期 P值	基线－终期 χ^2	基线－终期 P值	中期－终期 χ^2	中期－终期 P值
心脏病	24.26（41）	42.67（80）	80.70（155）	12.21	0.0005	111.25	<0.0001	53.97	<0.0001
肺癌	50.04（86）	76.11（126）	95.87（182）	23.42	<0.0001	96.43	<0.0001	29.51	<0.0001
呼吸道疾病	70.09（111）	90.75（141）	96.56（182）	21.77	<0.0001	46.04	<0.0001	5.11	0.0238
三者都知道	15.51（28）	36.90（69）	75.42（148）	18.97	<0.0001	124.41	<0.0001	52.75	<0.0001
严重危害	26.10（53）	——	82.58（157）	——	——	112.55	<0.0001	——	——

注："——"表示未作调查，数据缺失，分析结果也相应缺失。

表39　河南省干预前后农村干预社区居民二手烟暴露健康危害知识知晓情况比较

	基线 %(n)	中期 %(n)	终期 %(n)	基线－中期		基线－终期		中期－终期	
				χ^2	P 值	χ^2	P 值	χ^2	P 值
心脏病	21.04(62)	69.34(163)	41.00(116)	117.14	<0.0001	25.40	<0.0001	44.10	<0.0001
肺癌	33.72(74)	65.44(154)	56.76(158)	50.02	<0.0001	29.64	<0.0001	4.31	0.0379
呼吸道疾病	45.72(97)	64.45(154)	53.09(147)	17.60	<0.0001	3.02	0.0823	7.24	0.0071
三者都知道	13.57(37)	60.02(141)	30.30(83)	115.68	<0.0001	22.08	<0.0001	49.13	<0.0001
严重危害	16.09(36)	——	46.84(134)	——	——	59.33	<0.0001	——	——

注："——"表示未作调查，数据缺失，分析结果也相应缺失。

表40　河南省干预前后城市干预社区居民二手烟暴露健康危害知识知晓情况比较

	基线 %(n)	中期 %(n)	终期 %(n)	基线－中期		基线－终期		中期－终期	
				χ^2	P 值	χ^2	P 值	χ^2	P 值
心脏病	31.78(150)	55.75(107)	62.52(173)	31.00	<0.0001	71.90	<0.0001	2.04	0.1532
肺癌	46.87(225)	67.98(126)	83.38(231)	23.30	<0.0001	103.71	<0.0001	14.97	0.0001
呼吸道疾病	53.86(256)	75.28(127)	81.43(223)	24.82	<0.0001	61.44	<0.0001	2.51	0.1134
三者都知道	29.21(136)	39.71(82)	62.06(171)	6.44	0.0111	83.07	<0.0001	21.47	<0.0001
严重危害	26.99(151)	——	61.29(161)	——	——	91.83	<0.0001	——	——

注："——"表示未作调查，数据缺失，分析结果也相应缺失。

（三）干预医院创建结果

1. 二手烟暴露健康危害知晓情况

江西省干预医院职工终期时知道三条健康知识，以及三者都知道的比例均高于中期，同时显著高于对照医院。河南省干预医院职工对二手烟暴露健康危害知识的知晓，除二手烟暴露的人更容易得心脏病外，其他各知识点终期时的知晓率均高于中期，同时均高于对照医院。终期时知道二手烟对健康有严重危害知识的比例，江西省和河南省干预医院均高于对照医院（表41）。

表41　干预前后干预医院与对照医院职工二手烟暴露健康危害知识知晓情况比较

	江西安义		江西湖口	河南新安		河南偃师
	中期	终期	终期	中期	终期	终期
	% （n）	% （n）	% （n）	% （n）	% （n）	% （n）
心脏病	80.51 (223)	97.41 (301)	67.43 (118)	85.25 (364)	89.39 (295)	65.90 (288)
肺癌	89.93 (250)	99.35 (307)	82.76 (144)	90.63 (387)	96.97 (320)	79.32 (349)
呼吸道疾病	90.29 (251)	94.84 (294)	72.00 (126)	87.12 (372)	97.88 (323)	92.95 (409)
三者都知道	76.90 (213)	95.79 (296)	59.77 (104)	77.75 (332)	87.88 (290)	58.72 (256)
严重危害	——	95.16 (295)	58.86 (103)	——	79.70 (263)	69.48 (305)

注："——"表示未作调查。

2. 关键干预信息知晓情况

对于关键干预信息，知道的比例，江西省和河南省的干预医院均明显高于对照医院（表42）。

表 42　终期干预医院与对照医院职工关键干预信息知晓情况比较

	江西		河南	
	安义	湖口	新安	偃师
	%（n）	%（n）	%（n）	%（n）
不当面吸烟	100.00（310）	70.66（118）	98.48（325）	77.05（339）
不室内吸烟	100.00（310）	74.86（131）	99.09（327）	81.41（359）
不敬烟	98.39（305）	36.21（63）	82.73（273）	54.15（235）
关键干预信息均知道	100.00（310）	48.19（80）	84.24（278）	66.20（263）

（四）干预学校创建结果

1. 二手烟暴露健康危害知晓情况

（1）教职工　江西省干预学校教职工终期时知道三条健康知识，以及三者都知道的比例均高于中期，同时明显高于对照学校。终期时知道二手烟对健康有严重危害的比例，干预学校明显高于对照学校。河南省干预学校教职工的知晓比例，终期与中期比较均没有提高，对二手烟暴露的人更容易得心脏病的知晓率反而下降了，与对照学校相比没有差别（表43）。

（2）学生　与教职工相似，江西省干预学校学生终期时知道三条健康知识，以及三者都知道的比例均高于中期，同时显著高于对照学校。终期时知道二手烟暴露对健康有严重危害的知晓率，干预学校显著高于对照学校。河南省干预学校学生的知晓比例，终期与中期比较均没有提高，有的甚至有所下降，包括知道二手烟暴露的人更容易得心脏病、三者都知道的比例。与对照学校相比，除了知道和吸烟者生活的孩子更容易得哮喘或呼吸道疾病的比例高于对照学校外，其他的差别均没有统计学意义（表44）。

表43 干预前后干预学校与对照学校教职工二手烟暴露健康危害
知识知晓情况比较

| | 江西安义 | | 江西湖口 | 河南新安 | | 河南偃师 |
| | 中期 | 终期 | 终期 | 中期 | 终期 | 终期 |
	% (n)	% (n)	% (n)	% (n)	% (n)	% (n)
心脏病	75.34 (110)	85.16 (155)	48.56 (101)	80.90 (72)	68.09 (64)	65.38 (85)
肺癌	80.82 (118)	97.80 (178)	59.42 (123)	77.53 (69)	68.09 (64)	72.87 (94)
呼吸道疾病	86.21 (125)	95.05 (173)	72.25 (151)	79.78 (71)	87.23 (82)	85.71 (114)
三者都知道	69.66 (101)	85.16 (155)	44.39 (91)	67.42 (60)	55.32 (52)	54.69 (70)
严重危害	——	70.33 (128)	49.77 (106)	——	46.81 (44)	54.20 (71)

注:"——"表示问题缺失。

2. 关键干预信息知晓情况

(1) 教职工 对关键干预信息知道的比例,江西省和河南省的干预学校均明显高于对照学校。江西省干预学校教职工的知晓率均达100%,效果好于河南省(表45)。

(2) 学生 对关键干预信息知道的比例,江西省和河南省的干预学校均显著高于对照学校。比较而言,江西省的知晓比例普遍高于河南省(表46)。

表 44　干预前后干预学校与对照学校学生二手烟暴露健康危害知识知晓情况比较

	江西						河南					
	安义				湖口	安义 - 湖口(终期)		新安				偃师	新安 - 偃师(终期)
	中期 %(n)	终期 %(n)	χ^2	P值	终期 %(n)	χ^2	P值	中期 %(n)	终期 %(n)	χ^2	P值	终期 %(n)	χ^2	P值
心脏病	56.14 (215)	90.27 (269)	94.97	<0.0001	50.51 (148)	112.41	<0.0001	47.73 (105)	34.56 (103)	9.13	0.0025	40.82 (120)	2.46	0.1165
肺癌	66.32 (254)	92.95 (277)	69.23	<0.0001	64.51 (189)	71.69	<0.0001	57.27 (126)	55.22 (164)	0.22	0.6417	50.68 (148)	1.22	0.2703
呼吸道疾病	74.93 (287)	84.51 (251)	9.29	0.0023	75.68 (224)	7.26	0.0070	70.45 (155)	75.17 (224)	1.43	0.2314	67.23 (199)	4.56	0.0326
三者都知道	42.56 (163)	85.81 (254)	131.81	<0.0001	31.06 (91)	181.92	<0.0001	34.09 (75)	25.68 (76)	4.32	0.0377	25.52 (74)	0	0.9650
严重危害	——	89.97 (269)	——	——	56.23 (167)	86.36	<0.0001	——	38.05 (113)	——	——	37.25 (111)	0.04	0.8406

注："——"表示问题缺失，其相应的卡方检验缺失。

表45 终期干预学校与对照学校教职工对于关键干预信息知晓情况比较

	江西		河南	
	安义 %（n）	湖口 %（n）	新安 %（n）	偃师 %（n）
不当面吸烟	100.00（182）	51.98（105）	88.17（82）	69.92（93）
不室内吸烟	100.00（182）	53.66（110）	89.36（84）	74.36（98）
不敬烟	100.00（182）	25.74（52）	71.74（66）	31.82（42）
关于关键信息均知道	100.00（182）	30.61（60）	79.12（72）	46.56（61）

表46 终期干预学校与对照学校学生对于关键干预信息知晓情况比较

	江西				河南			
	安义 %（n）	湖口 %（n）	χ^2	P值	新安 %（n）	偃师 %（n）	χ^2	P值
不当面吸烟	98.99 （294）	73.40 （207）	81.24	<0.0001	82.27 （246）	69.70 （207）	12.92	0.0003
不室内吸烟	97.98 （291）	82.31 （242）	40.97	<0.0001	81.88 （244）	72.30 （214）	7.72	0.0055
不敬烟	94.97 （283）	47.62 （140）	162.65	<0.0001	57.58 （171）	37.71 （112）	23.49	<0.0001
关于关键信息均知道	96.63 （287）	59.35 （165）	118.68	<0.0001	66.55 （197）	53.74 （158）	10.10	0.0015

（五）干预 CDC 创建结果

1. 二手烟暴露健康危害知晓情况

江西省干预 CDC 职工对二手烟暴露健康危害知识的知晓率在中期时已经达到100%，并维持到终期，而且均高于对照 CDC，效果非常明显。河南省干预 CDC 职工终期时对二手烟暴露健康危害知识的知晓率与中期比较均有提高，也高于对照 CDC（表47）。

表47　干预前后干预 CDC 与对照 CDC 职工二手烟暴露健康危害知识知晓情况比较

	江西安义		江西湖口	河南新安		河南偃师
	中期	终期	终期	中期	终期	终期
	% (n)	% (n)	% (n)	% (n)	% (n)	% (n)
心脏病	100.00 (34)	100.00 (35)	77.78 (21)	83.33 (45)	90.91 (50)	85.37 (70)
肺癌	100.00 (34)	100.00 (35)	81.48 (22)	90.74 (49)	98.18 (54)	93.90 (77)
呼吸道疾病	100.00 (34)	100.00 (35)	92.59 (25)	92.59 (50)	96.36 (53)	91.46 (75)
三者都知道	100.00 (34)	100.00 (35)	74.07 (20)	83.33 (45)	89.09 (49)	82.93 (68)
严重危害	——	97.14 (34)	70.37 (19)	——	85.45 (47)	82.93 (68)

注:"——"表示问题缺失。

2. 关键干预信息知晓情况

对于关键干预信息知道的比例,江西省和河南省的干预 CDC 均显著高于对照 CDC。江西省干预 CDC 职工对关于关键信息信息的知晓率均达 100% (表48)。

表48　终期干预 CDC 与对照 CDC 职工关于关键干预信息知晓情况比较

	江西		河南	
	安义	湖口	新安	偃师
	% (n)	% (n)	% (n)	% (n)
不当面吸烟	100.00 (35)	69.23 (18)	98.15 (53)	73.17 (60)
不室内吸烟	100.00 (35)	74.07 (20)	98.18 (54)	81.71 (67)
不敬烟	100.00 (35)	22.22 (6)	94.44 (51)	41.98 (34)
关键干预信息均知道	100.00 (35)	38.46 (10)	94.44 (51)	54.32 (44)

（六）小结

1. 二手烟暴露健康危害知识

（1）全县抽样数据结果显示，江西省干预县居民二手烟暴露健康危害的知晓率明显升高，对照县反而有所下降，干预效果显著。河南省干预县和对照县居民二手烟暴露健康危害的知晓率均有升高，但干预县升高的幅度大于对照县，显示干预是有效的。

（2）创建干预社区结果显示，江西省干预社区居民二手烟暴露健康危害的知晓率均呈逐渐升高的趋势，效果显著。河南省城市干预社区与江西省相似，效果显著，但农村干预社区居民的知晓率先升高后下降，下降的幅度小于上升的幅度，效果不如城市干预社区明显。

（3）各干预机构结果显示，江西省各干预机构对二手烟暴露健康危害的知晓率均有提高，而且均显著高于对照机构。河南省干预医院知晓率显著升高且高于对照医院，但干预学校教职工和学生、干预CDC职工对二手烟危害暴露的健康危害的知晓率均没有变化，与对照机构比没有差别。这与项目的过程评价结果相符，过程评价结果显示河南省干预医院控烟活动完成情况优于其他干预省，但其他机构则干预效果不好，也不如其他省的干预活动的执行情况[1]。

2. 关键干预信息知晓

（1）全县抽样数据结果显示，江西省和河南省干预县对关键干预信息的知晓率高于对照县。比较而言，江西省的效果要优于河南省。

（2）创建无烟机构结果显示，江西省和河南省各创建机构对关键干预信息的知晓率，以及"关键干预信息都知道"的比例均明显高于对照机构。江西省效果好于河南省，其干预机构的知晓率接近100%。

总之，两省干预县对二手烟暴露健康危害知识和关键干预信息的知晓均有提高，但江西省的效果优于河南省，说明在控烟媒体传播和健康教育方面江西省做得比河南省好，这与过程评价结果是一致的，江西省安义县在宣传形式上较新安县丰富，宣传频率和覆盖人群均高

1　王春平，杨功焕（导师）. 北京协和医学院2008年博士论文：中国三县控制被动吸烟干预活动的评价研究.

于新安县[1]。

五、态度变化

主要是对干预前后不同人群支持主要几类场所（如医院、学校、工作场所、公交车/长途车、候车室、商场/超市、饭店/餐馆、酒吧/网吧/卡拉 OK 厅、会议室等）室内完全禁止吸烟的态度变化进行分析，其中对各场所均应该完全禁止吸烟的比例（简称"均应完全禁止"）。

（一）全县抽样调查结果

基线调查结果显示，江西省干预县（安义县）居民对主要八类公共场所室内完全禁止吸烟的支持率低于对照县（湖口）；项目结束时，江西省干预县（安义县）居民的支持率均有提高，已经高于对照县人群的支持率（表49）。

河南省干预县（新安县）居民对主要八类公共场所室内完全禁止吸烟的支持率均高于对照县（偃师市）居民；干预后，这两地区人群的支持率不仅没有上升，反而有所下降，可能原因是人们对完全禁烟的含义有所了解，感觉难度很大，因而支持力度反而下降（表50）。

（二）干预社区人群支持公共/工作场所室内完全禁止吸烟的态度

1. 农村干预社区　江西省农村干预社区人群对主要八类公共场所室内完全禁止吸烟的赞同率有明显提高，差别有统计学意义，赞成八类公共场所室内均应完全禁止吸烟的比例从基线的 25.31% 升至终期的 74.83%（表51）。河南省农村干预社区居民赞同八类场所室内完全禁止吸烟的比例高于江西省，除餐馆完全禁止吸烟的赞同率变化不明显外，其他场所的赞同率均有提高（表52）。

1　王春平，杨功焕（导师）. 北京协和医学院 2008 年博士论文：中国三县控制被动吸烟干预活动的评价研究.

表 49 江西省干预县与对照县居民对八类公共场所室内完全禁止吸烟的态度变化

	安义				湖口				安义 – 湖口（基线）		安义 – 湖口（终期）	
	基线 % (n)	终期 % (n)	u	P 值	基线 % (n)	终期 % (n)	u	P 值	u	P 值	u	P 值
医院	81.90 (1580)	92.69 (1983)	10.71	<0.01	81.39 (1739)	75.13 (1411)	4.72	<0.01	0.43	>0.05	14.62	<0.01
工作场所	58.30 (1104)	77.03 (1718)	12.93	<0.01	59.46 (1225)	63.71 (1157)	2.75	<0.01	0.74	>0.05	9.27	<0.01
学校	81.84 (1647)	93.66 (2010)	12.99	<0.01	80.67 (1712)	75.12 (1419)	4.15	<0.01	1.01	>0.05	15.74	<0.01
交通工具	82.20 (1573)	88.00 (1888)	5.28	<0.01	88.51 (1805)	73.84 (1324)	11.02	<0.01	5.44	<0.01	10.84	<0.01
候车室	67.67 (1300)	75.76 (1699)	5.82	<0.01	69.16 (1438)	61.79 (1108)	4.85	<0.01	1.00	>0.05	9.52	<0.01
餐馆	43.22 (895)	58.73 (1342)	9.87	<0.01	49.63 (988)	36.57 (672)	8.55	<0.01	4.08	<0.01	14.14	<0.01
卡拉 OK 厅	47.02 (1022)	64.44 (1456)	11.31	<0.01	50.33 (1056)	38.65 (711)	7.55	<0.01	2.10	<0.05	16.43	<0.01
会议室	69.71 (1402)	80.14 (1789)	8.26	<0.01	78.03 (1593)	60.14 (1108)	12.06	<0.01	6.09	<0.01	13.93	<0.01
均应完全禁止	26.99 (574)	55.32 (1274)	17.93	<0.01	37.24 (757)	31.74 (609)	3.72	<0.01	6.86	<0.01	15.08	<0.01

表50　河南省干预县与对照县居民对八类公共场所室内完全禁止吸烟态度变化

	新安				偶师				新安－偶师（基线）		新安－偶师（终期）	
	基线 %（n）	终期 %（n）	u	P值	基线 %（n）	终期 %（n）	u	P值	u	P值	u	P值
医院	97.53 (1959)	93.79 (1936)	6.05	<0.01	91.82 (1861)	87.35 (1810)	4.83	<0.01	8.49	<0.01	7.28	<0.01
工作场所	90.91 (1847)	81.82 (1746)	9.18	<0.01	76.75 (1577)	73.28 (1611)	2.72	<0.05	12.80	<0.01	7.28	<0.01
学校	97.06 (1959)	93.63 (1932)	5.50	<0.01	92.02 (1874)	87.84 (1844)	4.80	<0.01	7.86	<0.01	6.82	<0.01
交通工具	96.84 (1946)	82.79 (1748)	15.84	<0.01	88.57 (1794)	75.19 (1622)	11.76	<0.01	10.59	<0.01	6.45	<0.01
候车室	95.05 (1920)	78.86 (1626)	15.59	<0.01	80.29 (1618)	66.86 (1486)	10.14	<0.01	10.61	<0.01	9.10	<0.01
餐馆	83.84 (1743)	72.87 (1499)	8.75	<0.01	67.52 (1303)	53.10 (1189)	9.46	<0.01	10.34	<0.01	13.45	<0.01
卡拉OK厅	81.62 (1701)	67.37 (1471)	11.09	<0.01	64.03 (1269)	49.84 (1104)	9.19	<0.01	12.81	<0.01	11.78	<0.01
会议室	95.63 (1935)	77.40 (1681)	19.00	<0.01	87.78 (1793)	63.53 (1444)	19.49	<0.01	9.81	<0.01	10.82	<0.01
均应完全禁止	77.61 (1602)	62.89 (1367)	10.65	<0.01	57.79 (1109)	45.38 (992)	7.89	<0.01	13.50	<0.01	11.45	<0.01

表 51　江西省农村干预社区居民对八类公共场所室内完全禁止吸烟的态度变化

	基线 %(n)	中期 %(n)	终期 %(n)	基线－中期 χ^2	P值	基线－终期 χ^2	P值	中期－终期 χ^2	P值
医院	81.87(259)	87.75(221)	98.27(272)	3.97	0.0464	43.16	<0.0001	23.95	<0.0001
工作场所	56.30(189)	65.89(159)	92.50(252)	5.76	0.0164	100.59	<0.0001	60.38	<0.0001
学校	84.03(264)	87.88(222)	98.27(272)	1.83	0.1765	36.10	<0.0001	23.55	<0.0001
交通工具	86.23(263)	66.38(159)	95.63(260)	33.35	<0.0001	15.66	<0.0001	78.21	<0.0001
候车室*	72.39(226)	——	92.44(248)	——	——	40.58	<0.0001	——	——
餐馆	41.45(146)	45.86(107)	75.79(209)	1.19	0.2760	72.53	<0.0001	52.53	<0.0001
卡拉 OK 厅	39.25(141)	50.32(96)	81.76(223)	7.44	0.0064	112.66	<0.0001	61.77	<0.0001
会议室	73.73(222)	60.30(139)	94.54(261)	12.32	0.0004	47.18	<0.0001	94.26	<0.0001
均应完全禁止	25.31(90)	41.79(90)	74.83(203)	18.38	<0.0001	151.12	<0.0001	63.97	<0.0001

注:"——"表示问题缺失,其相应的卡方检验缺失。* 中期效果评价时把是否应该完全禁止吸烟的场所中的候车室与交通工具合并了,所以中期效果评价时该场所缺失。† 表示理论频数小于 5,采用连续校正公式计算。

表 52　河南省干预前后农村干预社区居民对八类公共场所室内完全禁止吸烟的态度比较

	基线 %(n)	中期 %(n)	终期 %(n)	基线-中期		基线-终期		中期-终期	
				χ^2	P 值	χ^2	P 值	χ^2	P 值
医院	96.30(242)	94.98(233)	99.50(307)	0.52	0.4693	7.49	0.0062	11.48	0.0007
工作场所	83.12(216)	91.97(226)	92.49(283)	8.87	0.0029	11.78	0.0006	0.05	0.8184
学校	96.52(242)	96.24(233)	99.50(307)	0.03	0.8676	6.84	0.0089	6.02†	0.0142
交通工具	94.17(235)	94.85(229)	99.03(305)	0.11	0.7393	10.76	0.0010	8.72	0.0031
候车室*	91.79(225)	——	93.12(286)	——	——	0.35	0.5529	——	——
餐馆	80.48(211)	83.93(208)	84.34(259)	1.00	0.3162	1.43	0.2311	0.02	0.8951
卡拉 OK 厅	78.80(206)	84.38(204)	87.42(267)	2.57	0.1087	7.50	0.0062	1.05	0.3054
会议室	91.25(233)	89.73(218)	96.19(295)	0.33	0.5628	5.99	0.0144	9.18	0.0024
均应完全禁止	70.57(181)	77.34(187)	84.06(258)	2.95	0.0861	16.54	<0.0001	4.01	0.0451

注："——"表示问题缺失，其相应的卡方检验缺失。* 中期效果评价时把是否应该完全禁止吸烟的场所中的候车室与交通工具合并了，所以中期效果评价时该场所缺失。† 表示理论频数小于 5，采用连续校正公式计算。

2. 城市干预社区 江西省城市干预社区居民赞同八类公共场所室内完全禁止吸烟的比例也有所升高，差别有统计学意义，其中支持室内工作场所、候车室、餐馆、卡拉 OK 厅等娱乐场所室内应完全禁止吸烟的比例变化更为明显。室内上述所有场所均应完全禁止吸烟的赞同率从 32.00% 升至 83.42%（表 53）。与农村干预社区相似，河南省城市干预社区的支持度均较高，普遍高于江西省，其中医院、工作场所、学校和会议室仍有升高，差别有统计学意义（表 54）。

（三）医院对公共/工作场所室内应该完全禁止吸烟的态度变化

对机构内人群的赞同率进行调查时，询问他们对公共场所室内禁止吸烟的态度，增加了商场，将候车室与交通工具进行了合并而形成的八类主要公共场所。

江西省干预医院职工对主要八类公共场所室内完全禁止吸烟的赞同率均有升高，基线调查时，认同学校应该完全禁止吸烟已经达到很高水平，没有太大变化。赞同餐馆和卡拉 OK 厅等娱乐场所室内应该完全禁止吸烟的比例低于其他场所。项目结束时干预医院职工对八类场所室内应完全禁止吸烟，以及均应完全禁止吸烟的赞同率均高于对照医院，差别非常显著。

河南省干预医院职工赞同八类公共场所室内应完全禁止吸烟的比例没有变化，对有些场所室内完全禁止吸烟的比例不升反降（表 55），表明河南地区在医院的干预效果不明显。

表53　江西省城市干预社区居民对八类公共场所室内完全禁止吸烟的态度变化

	基线 %(n)	中期 %(n)	终期 %(n)	基线－中期		基线－终期		中期－终期	
				χ^2	P值	χ^2	P值	χ^2	P值
医院	88.96(147)	75.27(132)	96.53(186)	10.24	0.0014	7.67	0.0056	34.18	<0.0001
工作场所	55.00(94)	71.63(123)	91.48(176)	9.55	0.002	61.10	<0.0001	23.57	<0.0001
学校	82.02(126)	80.13(126)	95.84(185)	0.19	0.6659	17.62	<0.0001	21.27	<0.0001
交通工具	83.49(140)	73.98(127)	93.38(180)	4.34	0.0372	8.54	0.0035	24.89	<0.0001
候车室*	68.26(113)	——	92.34(180)	——	——	33.05	<0.0001	——	——
餐馆	40.64(71)	47.83(88)	87.55(170)	1.68	0.1946	85.03	<0.0001	64.45	<0.0001
卡拉OK厅	52.50(94)	50.55(95)	89.69(176)	0.12	0.7263	60.18	<0.0001	65.49	<0.0001
会议室	81.78(138)	87.29(71)	96.53(186)	1.87	0.1715	20.52	<0.0001	10.4	0.0013
均应完全禁止	32.00(55)	43.82(80)	83.42(162)	4.76	0.0291	97.11	<0.0001	61.93	<0.0001

注:"——"表示问题缺失。† 表示示理论频数小于5,采用连续校正公式计算。* 中期效果评价时把是否应该完全禁止吸烟场所中的候车室与交通工具合并了,所以中期效果评价时该场所缺失。

表54 河南省城市干预社区居民对八类公共场所室内完全禁止吸烟的态度变化

	基线 %(n)	中期 %(n)	终期 %(n)	基线－中期		基线－终期		中期－终期	
				χ^2	P值	χ^2	P值	χ^2	P值
医院	97.48(496)	94.94(171)	100.00(293)	2.75	0.0974	7.50	0.0062	12.51[†]	0.0004
工作场所	90.09(460)	86.64(151)	97.48(282)	1.61	0.2050	15.19	<0.0001	20.93	<0.0001
学校	98.44(502)	92.03(167)	100.00(293)	17.38	<0.0001	4.60	0.0319	24.08	<0.0001
交通工具	98.02(500)	84.31(162)	99.37(291)	47.48	<0.0001	2.31	0.1282	42.34	<0.0001
候车室*	96.27(491)	—	92.37(262)	—	—	5.83	0.0158	—	—
餐馆	85.51(437)	55.73(110)	88.53(252)	67.18	<0.0001	1.47	0.2253	65.06	<0.0001
卡拉OK厅	88.83(454)	71.93(132)	89.61(258)	28.53	<0.0001	0.12	0.7331	24.29	<0.0001
会议室	97.54(496)	92.19(168)	99.79(292)	10.17	0.0014	5.85	0.0156	21.40	<0.0001
均应完全禁止	82.97(420)	49.52(98)	85.99(249)	76.44	<0.0001	1.27	0.2592	72.63	<0.0001

注："——"表示问题缺失，其相应的卡方检验缺失。"—"表示例数太少，不作分析。* 中期效果评价时把是否应该完全禁止吸烟的场所中的候车室与交通工具合并了，所以中期效果评价时该场所缺失。† 表示理论频数小于5，采用连续校正公式计算。

表 55 干预医院与对照医院职工对八类公共场所室内
完全禁止吸烟的态度比较

	江西安义		江西湖口	河南新安		河南偃师
	中期	终期	终期	中期	终期	终期
	% (n)	% (n)	% (n)	% (n)	% (n)	% (n)
医院	93.53 (260)	97.74 (303)	77.84 (137)	97.89 (418)	98.79 (326)	96.15 (425)
工作场所	89.86 (248)	94.84 (294)	72.00 (126)	96.72 (413)	97.88 (323)	92.95 (409)
学校	96.04 (267)	98.39 (305)	77.27 (136)	98.83 (422)	96.67 (319)	93.89 (415)
交通工具	82.31 (228)	95.48 (296)	83.33 (145)	94.38 (403)	96.97 (320)	87.56 (387)
商场	78.34 (217)	92.26 (286)	62.64 (109)	93.44 (399)	93.94 (310)	81.86 (361)
餐馆	63.90 (177)	79.35 (246)	44.00 (77)	87.09 (371)	74.16 (244)	67.27 (296)
卡拉 OK 厅	70.40 (195)	85.11 (263)	42.53 (74)	86.35 (367)	76.06 (251)	61.82 (272)
会议室	93.53 (260)	98.39 (305)	80.00 (140)	98.36 (420)	98.18 (323)	91.16 (402)
均应完全禁止	59.49 (163)	78.64 (243)	35.26 (61)	84.24 (358)	71.04 (233)	59.08 (257)

（四）学校师生对公共/工作场所室内应该完全禁止吸烟的态度

1. 教职工 江西省干预学校终期时除医院、会议室外，对其他场所应完全禁止吸烟的赞同率均有升高。虽然医院和会议室没有变化，但中期和终期时均较高，在92%以上。干预学校教职工对八类场所，以及八类场所室内均应完全禁止吸烟的赞同率均高于对照学校。河南省干预学校师生的支持率变化不明显。江西省的效果明显好于河南省（表56）。

表 56 干预前后干预学校与对照学校教职工对八类公共场所室内完全禁止吸烟相关态度比较

	江西安义		江西湖口	河南新安		河南偃师
	中期	终期	终期	中期	终期	终期
	% (n)	% (n)	% (n)	% (n)	% (n)	% (n)
医院	94.52 (138)	96.15 (175)	82.86 (174)	98.88 (88)	91.49 (86)	90.23 (120)
工作场所	84.93 (124)	95.05 (173)	72.25 (151)	89.89 (80)	87.23 (82)	85.71 (114)
学校	85.62 (125)	95.05 (173)	67.79 (141)	94.38 (84)	92.55 (87)	84.21 (112)
交通工具	82.19 (120)	95.05 (173)	80.95 (170)	89.89 (80)	83.87 (78)	81.82 (108)
商场	73.29 (107)	91.76 (167)	68.42 (143)	85.39 (76)	80.85 (76)	81.20 (108)
餐馆	60.00 (87)	88.46 (161)	50.24 (104)	61.80 (55)	61.70 (58)	60.00 (78)
卡拉OK厅	65.52 (95)	89.01 (162)	55.39 (113)	61.80 (55)	61.96 (57)	59.84 (76)
会议室	92.47 (135)	94.48 (171)	74.64 (156)	96.63 (86)	89.13 (82)	88.55 (116)
均应完全禁止	50.00 (72)	88.40 (160)	44.44 (88)	52.81 (47)	48.35 (44)	56.45 (70)

2. 学生 江西省干预学校师生对多数场所室内应完全禁止吸烟的赞同率均升高,差别均有统计学意义。虽然医院、学校和会议室没有变化,但中期和终期时均较高,在90%以上。除会议室外,干预学校对其他场所,以及八类场所均应完全禁止吸烟的赞同率均高于对照学校。河南省干预学校除对交通工具和商场应完全禁止吸烟的赞同率升高外,其他的没有变化。干预学校对八类场所,以及八类场所均应完全禁止吸烟的赞同率均高于对照学校,差别有统计学意义(表57)。

表 57　干预前后干预学校与对照学校学生对八类公共场所室内室内完全禁止吸烟相关态度比较

	江西						河南					
	安义				湖口	安义－湖口（终期）		新安				偃师	新安－偃师（终期）
	中期 %(n)	终期 %(n)	χ²	P值	终期 %(n)	χ²	P值	中期 %(n)	终期 %(n)	χ²	P值	终期 %(n)	χ²	P值
医院	93.73 (359)	95.97 (286)	1.68	0.1951	91.92 (273)	4.30	0.0381	95.91 (211)	95.30 (284)	0.11	0.7402	88.51 (262)	9.21	0.0024
工作场所	77.28 (296)	84.51 (251)	5.55	0.0184	75.68 (224)	7.26	0.0070	73.18 (161)	75.17 (224)	0.26	0.6090	67.23 (199)	4.56	0.0326
学校	92.17 (353)	90.97 (272)	0.31	0.5751	71.62 (212)	36.69	<0.0001	90.45 (199)	91.92 (273)	0.34	0.5592	82.15 (244)	12.55	0.0004
交通工具	68.15 (261)	78.93 (236)	9.88	0.0017	57.29 (169)	32.06	<0.0001	67.73 (149)	76.51 (228)	4.93	0.0264	66.11 (197)	7.88	0.0050
商场	53.81 (205)	72.73 (216)	25.39	<0.0001	56.85 (166)	16.29	<0.0001	53.64 (118)	77.03 (228)	31.26	<0.0001	61.02 (180)	17.72	<0.0001
餐馆	56.54 (216)	65.42 (193)	5.49	0.0192	29.83 (88)	74.91	<0.0001	63.18 (139)	59.93 (178)	0.56	0.4533	45.42 (134)	12.50	0.0004
卡拉OK厅	38.85 (148)	50.85 (150)	9.72	0.0018	20.95 (62)	57.43	<0.0001	41.82 (92)	42.86 (126)	0.06	0.8136	25.60 (75)	19.42	<0.0001
会议室	89.30 (342)	92.59 (275)	2.16	0.1413	89.15 (263)	2.11	0.1461	92.73 (204)	90.51 (267)	0.79	0.3729	83.22 (248)	6.89	0.0087
均应完全禁止	29.89 (113)	39.37 (113)	6.53	0.0106	8.36 (24)	75.94	<0.0001	27.27 (60)	30.50 (86)	0.62	0.43	17.61 (50)	12.88	0.0003

注：* 表示理论频数小于 5，采用连续校正公式计算。

（五）CDC 人群对公共/工作场所室内应该完全禁止吸烟的态度

江西省干预 CDC 工作人员对八类场所室内完全禁止吸烟的赞同率均达 100%，对医院、工作场所、学校、交通工具和会议室室内完全禁止吸烟的赞同率，均在 85% 以上，但对商场、餐馆和卡拉 OK 厅等室内娱乐场所均应完全禁止吸烟的赞同率，干预 CDC 远高于对照 CDC，效果显著。河南省干预 CDC 职工对八类场所室内完全禁止吸烟的赞同率没有变化，但维持在较高水平。与对照 CDC 比较，干预 CDC 普遍高于对照 CDC（表 58）。

表 58　干预前后干预 CDC 与对照 CDC 职工对八类公共场所室内
完全禁止吸烟相关态度比较

控烟态度	安义		湖口	新安		偃师
	中期 %（n）	终期 %（n）	终期 %（n）	中期 %（n）	终期 %（n）	终期 %（n）
医院	100.00 (34)	100.00 (35)	88.89 (24)	98.15 (53)	94.55 (52)	93.90 (77)
工作场所	88.24 (30)	100.00 (35)	92.59 (25)	88.89 (48)	96.36 (53)	91.46 (75)
学校	97.06 (33)	100.00 (35)	85.19 (23)	98.15 (53)	92.73 (51)	95.12 (78)
交通工具	94.12 (32)	100.00 (35)	96.30 (26)	90.74 (49)	96.36 (53)	93.90 (77)
商场	91.18 (31)	100.00 (35)	70.37 (19)	92.59 (50)	96.30 (52)	85.37 (70)
餐馆	76.47 (26)	100.00 (35)	51.85 (14)	74.07 (40)	79.63 (43)	74.39 (61)
卡拉 OK 厅	82.35 (28)	100.00 (35)	48.15 (13)	74.07 (40)	83.33 (45)	69.51 (57)
会议室	100.00 (34)	100.00 (35)	85.19 (23)	98.15 (53)	96.36 (53)	95.12 (78)
均应完全 禁止	73.53 (25)	100.00 (35)	48.15 (13)	66.67 (36)	75.93 (41)	63.41 (52)

（六）小结

1. 对公共/工作场所室内完全禁止吸烟的态度

（1）全县抽样数据结果显示，江西省干预县居民对各大场所应该完全禁止吸烟的赞同率均有升高，对照县除工作场所外，其他的均下降，效果显著。河南省干预县与对照县居民对各大场所室内应该完全禁止吸烟的赞同率均有下降，干预效果不明显。

（2）干预社区结果显示，江西省干预社区对各大场所室内完全禁止吸烟的赞同率均有升高。河南省农村干预社区除候车室、餐馆外，对其他场所的赞同率均有升高，城市干预社区除交通工具、餐馆和娱乐场所外，对其他场所的赞同率均有升高，效果不如江西省显著。

（3）创建无烟机构结果显示，江西省各创建机构人群对各大场所室内完全禁止吸烟的赞同率普遍升高，均高于对照机构，尽管少数场所中期与终期比较没有变化，但在中期时已经达到很高的比例，并维持到终期，效果显著。河南省各创建机构的效果参差不齐，干预医院各大场所的赞同率均没有升高，但高于对照医院。

对照县干预社区在对公共场所是否室内完全禁止吸烟的态度上，两省均体现出了一定的效果。无论从全县抽样调查结果，还是从创建干预社区、创建无烟机构的结果比较，江西省的干预效果均要优于河南省。

两省干预县对各大场所室内完全禁止吸烟的赞同率均很高，而对餐馆和卡拉 OK 厅等娱乐场所完全禁止吸烟的赞同率普遍低于其他场所。对三大政策的赞同率也很高，而对禁止烟草广告的赞同率低于其他政策。对医生、教师在任何时间都不应该吸烟的赞同率相对其他的态度显得偏低，而且效果不显著。

六、行为变化

对吸烟者和非吸烟者与吸烟相关行为变化分析包括两个角度：吸烟者和非吸烟者。

从现在吸烟者角度描述在哪些场合吸烟，是否当着孩子面吸烟，是否受到劝阻，以及客人来了是否敬烟；从非吸烟者的角度观察到的家人的吸烟行为，自己对吸烟者的劝阻行为，以及客人来了是否敬烟。从这两个角度来描述吸烟行为和相关风俗的变化。

从调查的范围，也分两个层次：全县的抽样调查说明干预县的一般水平；同时对重点干预的医院、学校以及城镇和农村社区进行观察，观察重点干预地区是否优于全县的一般情况。

涉及的变量定义见评价方法部分。

（一）全县抽样调查结果

总的来说，江西安义的干预效果在某些方面比较明显，而河南新安的干预效果不明显。

江西安义县无论吸烟者自己报告，还是非吸烟者观察到，在公共场所中吸烟的比例有较为明显下降，尤其吸烟者报告在学校吸烟的比例下降至2%～6%，而对照县依然在60%左右；而新安无论从吸烟者的自我报告，还是非吸烟者的观察，都没有发现明显变化。

江西和河南两个干预县吸烟者报告在家里吸烟的比例依然很高，均在95%以上，和对照县相似；来自非吸烟者的观察有所降低，但依然在80%以上。

当着孩子面吸烟的比例有所下降，安义县下降较新安县明显，但比例依然很高，均在60%以上，但较对照县低。

吸烟者用烟招待客人的比例依然很高，均在95%以上，和对照县基本没有区别；非吸烟者用烟敬客的比例有所下降，而对照县没有变化。

吸烟者报告被劝阻吸烟，不吸烟者报告劝阻吸烟者不要在公共场所吸烟的行为比例有所提高，安义县报告比例均较基线调查提高了一倍，在50%左右；而新安已经达到80%。但干预和对照县的变化相似，因此这个行为的变化很难说是该项目的变化所致。

家中可以在任何地方吸烟的比例有所降低，江西安义吸烟者报告，原来不足10%的家庭对吸烟行为有所限制，现在增加到20%左右；从非吸烟者报告来看，这个比例更高，均明显高于对照县。河南新安家庭中，对吸烟行为有限制的家庭上升到30%左右（吸烟者报告）到50%（非吸烟者报告），变化幅度优于对照县。

以上详细内容见表59～62。

表 59 江西省干预县与对照县现在吸烟者报告的相关吸烟行为

	安义				湖口				安义-湖口(基线)		安义-湖口(终期)	
	基线 %(n)	终期 %(n)	χ^2	P值	基线 %(n)	终期 %(n)	χ^2	P值	χ^2	P值	χ^2	P值
在下列地点吸烟												
自己家	98.05 (527)	97.51 (433)	0.34	0.5603	99.09 (684)	99.14 (608)	0.01	0.9252	2.24	0.1343	4.82	0.0282
工作场所	90.96 (349)	42.45 (113)	159.58	<0.0001	89.40 (578)	76.23 (378)	32.63	<0.0001	0.56	0.4528	83.43	<0.0001
学校	58.71 (124)	6.61 (16)	125.31	<0.0001	66.13 (317)	61.26 (311)	2.36	0.1242	3.29	0.0698	172.89	<0.0001
候车室	62.35 (253)	24.59 (90)	114.94	<0.0001	72.38 (415)	55.21 (311)	34.68	<0.0001	10.19	0.0014	91.59	<0.0001
医疗机构	63.54 (260)	30.95 (106)	76.66	<0.0001	77.33 (407)	65.21 (355)	18.17	<0.0001	19.88	<0.0001	97.81	<0.0001
吸烟相关行为												
当着孩子面吸烟	89.70 (425)	62.02 (265)	96.65	<0.0001	89.24 (565)	84.94 (467)	4.97	0.0258	0.06	0.8083	72.85	<0.0001
用烟招待客人	99.74 (524)	99.71 (428)	0*	1.0000	98.77 (670)	99.26 (591)	0.77	0.3816	2.16*	0.1417	0.33*	0.5629

续 表

被动阻吸烟情况	安义				湖口				安义–湖口(基线)		安义–湖口(终期)	
	基线 %(n)	终期 %(n)	χ^2	P值	基线 %(n)	终期 %(n)	χ^2	P值	χ^2	P值	χ^2	P值
劝阻点烟	35.24 (198)	60.17 (244)	58.84	<0.0001	39.15 (327)	53.62 (373)	26.45	<0.0001	1.76	0.1849	4.71	0.03
劝阻熄灭烟	24.83 (134)	47.96 (189)	54.64	<0.0001	27.33 (244)	45.09 (323)	42.70	<0.0001	0.87	0.3522	0.89	0.3449
劝阻到室外吸烟	20.02 (142)	49.30 (205)	89.21	<0.0001	16.06 (176)	41.06 (292)	95.53	<0.0001	2.92	0.0877	7.27	0.007
家里无吸烟限制规定	90.61 (437)	82.43 (341)	13.86	0.0002	94.31 (599)	89.50 (529)	9.76	0.0018	5.53	0.0187	11.53	0.0007

注：* 表示理论频数小于 5，采用连续校正公式计算。

表 60 河南省干预县与对照县现在吸烟者报告相关吸烟行为

	新安				偃师				新安－偃师（基线）		新安－偃师（终期）	
	基线 %（n）	终期 %（n）	χ^2	P 值	基线 %（n）	终期 %（n）	χ^2	P 值	χ^2	P 值	χ^2	P 值
在下列地点吸烟												
自己家	95.00 (507)	98.43 (525)	9.81	0.0017	90.76 (473)	96.39 (469)	14.15	0.0002	7.30	0.0069	4.37	0.0366
工作场所	84.03 (393)	58.88 (228)	64.02	<0.0001	81.99 (312)	80.66 (339)	0.18	0.6737	0.63	0.4262	46.79	<0.0001
学校	40.11 (81)	40.50 (121)	0.01	0.9181	33.84 (87)	50.84 (173)	19.31	<0.0001	2.34	0.1261	8.54	0.0035
候车室	38.76 (102)	63.14 (228)	40.28	<0.0001	43.96 (143)	74.80 (295)	78.78	<0.0001	1.83	0.1758	13.01	0.0003
医疗机构	26.87 (82)	49.25 (175)	38.87	<0.0001	34.90 (122)	63.27 (267)	66.26	<0.0001	5.22	0.0223	17.85	<0.0001
吸烟相关行为												
当着孩子面吸烟	75.95 (367)	68.83 (371)	6.33	0.0119	76.60 (354)	71.69 (285)	3.05	0.0805	0.06	0.8115	0.97	0.3236
用烟招待客人	97.00 (492)	98.42 (507)	2.29	0.1305	98.09 (461)	97.02 (453)	1.17	0.2787	1.21	0.2712	2.24	0.1348

续 表

被动阻吸烟	新安				偬师				新安－偬师（基线）		新安－偬师（终期）	
	基线 %（n）	终期 %（n）	χ^2	P值	基线 %（n）	终期 %（n）	χ^2	P值	χ^2	P值	χ^2	P值
劝阻点烟	75.63 (385)	81.82 (422)	5.88	0.0153	81.02 (376)	85.06 (412)	2.86	0.0910	4.13	0.0421	1.97	0.1601
劝阻熄灭室烟	71.25 (362)	79.84 (404)	10.25	0.0014	83.75 (363)	83.30 (405)	0.04	0.8508	20.92	<0.0001	2.07	0.1506
劝阻到室外吸烟	59.26 (294)	79.77 (400)	50.22	<0.0001	69.22 (327)	80.67 (388)	17.22	<0.0001	10.55	0.0012	0.13	0.7184
家里无吸烟限制规定	93.59 (465)	72.64 (356)	80.22	<0.0001	84.64 (373)	73.86 (307)	17.34	<0.0001	20.65	<0.0001	0.20	0.6576

表 61 江西省干预县与对照县非吸烟者报告的吸烟相关行为

	安义				湖口				安义－湖口（基线）		安义－湖口（终期）	
	基线 %(n)	终期 %(n)	χ^2	P值	基线 %(n)	终期 %(n)	χ^2	P值	χ^2	P值	χ^2	P值
观察到的吸烟场所												
自己家	84.05 (617)	63.09 (464)	94.08	<0.0001	91.42 (860)	92.24 (676)	0.39	0.533	25.05	<0.0001	182.45	<0.0001
工作场所	80.19 (524)	30.12 (167)	242.99	<0.0001	82.76 (747)	73.15 (496)	19.26	<0.0001	1.55	0.2125	171.43	<0.0001
学校	42.53 (193)	2.36 (9)	180.64	<0.0001	62.77 (338)	59.99 (432)	0.94	0.3318	41.26	<0.0001	320.95	<0.0001
候车室	87.13 (425)	29.20 (171)	426.33	<0.0001	82.80 (531)	76.02 (532)	9.53	0.0020	4.70	0.0302	283.03	<0.0001
医疗机构	59.93 (388)	13.67 (102)	287.12	<0.0001	68.05 (525)	69.87 (519)	0.51	0.4765	10.22	0.0014	384.88	<0.0001
对吸烟者的行为观察												
当着孩子面吸烟	89.81 (221)	71.55 (179)	32.2	<0.0001	80.99 (391)	83.72 (270)	1.17	0.2803	12.2	0.0005	13.64	0.0002
当着自己面吸烟	90.74 (390)	88.99 (380)	0.80	0.3699	88.81 (627)	84.96 (421)	4.43	0.0354	1.27	0.2591	3.45	0.0632

续 表

	安义				湖口				安义-湖口(基线)		安义-湖口(终期)	
	基线 %(n)	终期 %(n)	χ²	P值	基线 %(n)	终期 %(n)	χ²	P值	χ²	P值	χ²	P值
劝阻吸烟												
劝阻不要吸烟	64.21 (294)	68.13 (316)	1.58	0.2091	60.51 (430)	69.26 (367)	11.08	0.0009	1.77	0.1839	0.14	0.7034
劝阻到室外吸烟	23.23 (141)	54.98 (246)	98.54	<0.0001	22.40 (205)	38.54 (245)	41.99	<0.0001	0.12	0.7294	26.89	<0.0001
敬烟行为	63.98 (798)	49.34 (685)	65.35	<0.0001	67.59 (900)	64.35 (907)	3.33	0.0682	4.15	0.0417	67.79	<0.0001
家中无吸烟限制规定	82.98 (892)	62.24 (955)	157.9	<0.0001	86.33 (1119)	84.25 (970)	2.44	0.1183	6.15	0.0132	178.24	<0.0001

表 62　河南省干预县与对照县非吸烟者报告吸烟相关行为

	新安				假师				新安-假师（基线）		新安-假师（终期）	
	基线 %(n)	终期 %(n)	χ^2	P值	基线 %(n)	终期 %(n)	χ^2	P值	χ^2	P值	χ^2	P值
观察到的吸烟场所												
自己家	79.06 (581)	82.55 (563)	2.67	0.1022	74.23 (491)	85.02 (461)	24.24	<0.0001	4.56	0.0328	1.48	0.2240
工作场所	72.15 (474)	60.62 (262)	13.54	0.0002	68.71 (329)	67.08 (346)	0.29	0.5874	1.46	0.2263	3.82	0.0506
学校	31.63 (83)	40.08 (126)	6.31	0.0120	29.72 (119)	53.37 (256)	48.00	<0.0001	0.31	0.5773	17.29	<0.0001
候车室	61.41 (172)	70.55 (255)	6.76	0.0093	55.69 (198)	81.72 (397)	74.26	<0.0001	2.47	0.1163	15.78	<0.0001
医疗机构	35.66 (150)	52.76 (183)	25.87	<0.0001	36.03 (172)	62.93 (346)	74.19	<0.0001	0.01	0.9063	10.56	0.0012
对吸烟者的行为观察												
当着孩子面吸烟	81.85 (337)	87.57 (195)	3.66	0.0557	64.39 (277)	71.56 (211)	4.65	0.0310	32.35	<0.0001	21.48	<0.0001
当着自己面吸烟	90.34 (552)	94.84 (389)	6.72	0.0095	74.44 (417)	83.41 (345)	12.56	0.0004	51.71	<0.0001	28.32	<0.0001

续　表

	新安				倨师				新安－倨师（基线）		新安－倨师（终期）	
	基线 %（n）	终期 %（n）	x^2	P值	基线 %（n）	终期 %（n）	x^2	P值	x^2	P值	x^2	P值
劝阻吸烟												
劝阻不要吸烟	87.56 (521)	88.24 (366)	0.10	0.7480	83.38 (403)	88.69 (384)	5.65	0.0175	3.79	0.0515	0.04	0.8338
劝阻到室外吸烟	63.37 (386)	82.55 (336)	43.03	<0.0001	71.14 (347)	79.91 (341)	9.96	0.0016	7.16	0.0075	1.00	0.3173
敬烟行为	13.84 (217)	30.10 (361)	114.52	<0.0001	20.54 (318)	29.41 (424)	30.97	<0.0001	23.05	<0.0001	0.17	0.6806
家中无烟限制规定	82.46 (1077)	49.02 (703)	364.82	<0.0001	74.10 (909)	51.51 (710)	151.83	<0.0001	28.52	<0.0001	1.88	0.1707

（二）重点干预社区的行为变化

安义县农村干预社区居民二手烟暴露率开始呈上升趋势，但终期评价时迅速下降，差别均有统计学意义。城市干预社区则呈持续下降，尽管终期与中期比较差别没有统计学意义，但这种趋势依然很明显。新安县农村干预社区居民二手烟暴露率在经过 1.5 年的干预后得到显著下降，差别有统计学意义，但在终期又回升至原来的暴露水平。城市干预社区居民二手烟暴露率则均没有变化（图 3-5）。

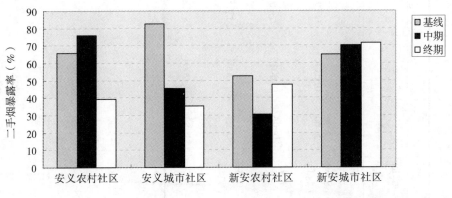

图 3-5　两干预县干预社区干预前后二手烟暴露率比较

安义县农村和城市干预社区男性现在吸烟率均呈下降趋势，终期与基线相比差别均有统计学意义。新安县农村和城市干预社区则均呈先下降后上升的趋势，其中，农村干预社区差别均没有统计学意义，虽然城市干预社区与基线比较，中期和终期均低于基线水平，差别有统计学意义（图 3-6）。

江西安义县农村干预社区中，无论是自己报告的、还是非吸烟者观察到的吸烟者的行为，在终期评估中均有明显下降，尤其是在学校、候车室和医疗机构等公共场所中。而新安县则几乎无变化，其中在自己家吸烟的比例一直很高，均维持在91%以上、在医疗机构吸烟的比例则有所升高。

安义县报告当着孩子的面吸烟比例呈持续下降的趋势，但是招待客人时吸烟的比例没有变化，而且维持在很高的水平，均在 99% 以上；新安县以上两个率变化不明显，均维持在很高的水平。

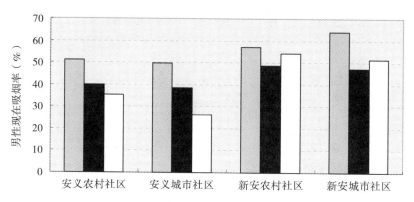

图3-6 两干预县干预社区干预前后男性现在吸烟率比较

安义县报告劝阻吸烟者不要吸烟或到室外吸烟的比例均持续升高。新安县报告劝阻吸烟者不要吸烟或到室外吸烟的比例也有升高，这种效果发生在中期，并维持到终期。

安义县报告家里来客人时敬烟的比例大幅下降，这种效果主要发生在终期。新安县报告家里来客人时敬烟的比例也有下降，且差别均有统计学意义。

安义县报告在家吸烟没有任何限制的比例中期时有大幅下降，并维持到终期。新安县报告在家吸烟没有任何限制的比例中期有所下降，但终期时反而升高，并超过基线水平。

以上详细内容见表63～66。

安义县和新安县城市干预社区现在吸烟者报告相关吸烟行为及非吸烟者的二手烟暴露结果与农村干预社区类似，详细结果见表67～70。

表 63　江西农村干预社区现在吸烟者干预前后吸烟行为比较

	基线 %(n)	中期 %(n)	终期 %(n)	基线－中期 χ^2	基线－中期 P 值	基线－终期 χ^2	基线－终期 P 值	中期－终期 χ^2	中期－终期 P 值
吸烟地点									
自己家	100.00(95)	98.10(94)	95.17(65)	0.12*	0.7326	2.06*	0.1515	0.12*	0.7336
工作场所	81.61(42)	87.82(56)	6.79(4)	0.67	0.4131	37.33	<0.0001	38.07	<0.0001
学校	69.94(30)	39.18(13)	0	6.34	0.0118	12.13*	0.0005	5.90*	0.0152
候车室	67.25(43)	74.50(63)	2.93(3)	0.78	0.3765	43.20	<0.0001	47.79	<0.0001
医疗机构	63.25(49)	44.64(37)	3.90(3)	4.41	0.0357	30.72	<0.0001	15.31	<0.0001
吸烟行为									
当着孩子面吸烟	91.18(77)	63.46(60)	24.74(17)	15.68	<0.0001	59.24	<0.0001	16.25	<0.0001
敬烟行为	99.11(90)	100.00(94)	100.00(65)	0*	1.0000	0*	1.0000	—	—
被动阻吸烟									
劝阻点烟	47.56(41)	64.79(58)	79.91(45)	4.16	0.0415	13.75	0.0002	3.04	0.0813
劝阻熄灭烟	35.98(26)	50.88(42)	74.99(41)	3.18	0.0747	19.27	<0.0001	6.66	0.0099
劝阻到室外吸烟	17.91(13)	52.58(46)	79.93(44)	19.09	<0.0001	46.59	<0.0001	8.02	0.0046
家中无吸烟限制	91.06(91)	73.01(69)	72.81(49)	8.48	0.0036	8.10	0.0044	0	0.9818

注:*表示理论频数小于5,采用连续校正公式计算。"—"表示没有进行假设检验。

表64 河南农村干预社区现在吸烟者干预前后吸烟行为比较

	基线(n)	中期	终期	基线－中期		基线－终期		中期－终期	
	%（n）	%（n）	%（n）	χ^2	P值	χ^2	P值	χ^2	P值
吸烟地点									
自己家	91.45(53)	91.00(52)	93.93(79)	0.01	0.9264	0.37	0.5431	0.13*	0.7233
工作场所	74.60(39)	73.51(24)	42.56(21)	0.01	0.9054	12.73	0.0004	7.72	0.0055
学校	23.66(10)	30.71(6)	31.92(12)	0.08*	0.7830	0.73	0.3939	0.01	0.9251
候车室	28.86(14)	31.84(18)	23.76(10)	0.11	0.7383	0.30	0.5808	0.76	0.3847
医疗机构	18.33(10)	39.64(14)	35.30(18)	5.06	0.0244	3.90	0.0483	0.76	0.3847
吸烟行为									
当着孩子面吸烟	83.96(43)	79.85(41)	75.18(62)	0.35	0.5514	1.75	0.1855	0.41	0.5219
敬烟行为	98.71(52)	95.17(50)	98.22(77)	0.41*	0.5240	0*	1	0.27*	0.6055
被动吸烟									
劝阻点烟	68.89(36)	79.34(41)	88.01(70)	1.71	0.1905	8.22	0.0041	1.90	0.1682
劝阻熄灭烟	69.99(37)	66.84(34)	91.24(71)	0.14	0.7080	11.09	0.0009	13.00	0.0003
劝阻到室外吸烟	44.83(23)	74.30(37)	83.33(66)	10.87	0.0010	24.61	<0.0001	1.65	0.1988
家中无吸烟限制	85.32(47)	78.04(42)	97.56(77)	1.09	0.2959	7.52	0.0061	13.59	0.0002

注：*表示理论频数小于5,采用连续校正公式计算。

表 65 江西农村干预社区非吸烟者干预前后二手烟暴露和报告吸烟者相关行为比较

	基线 %(n)	中期 %(n)	终期 %(n)	基线-中期 χ^2	P值	基线-终期 χ^2	P值	中期-终期 χ^2	P值
吸烟者吸烟地点									
自己家	86.01(119)	88.59(93)	67.33(58)	0.47	0.4944	11.70	0.0006	16.50	<0.0001
工作场所	84.18(52)	67.87(59)	8.67(4)	7.31	0.0068	67.57	<0.0001	44.85	<0.0001
学校	50.13(28)	19.05(6)	0	19.38	<0.0001	24.29	<0.0001	5.59*	0.0181
候车室	84.54(63)	90.70(72)	14.60(8)	1.92	0.1662	80.08	<0.0001	111.26	<0.0001
医疗机构	67.69(53)	65.57(62)	8.59(3)	0.10	0.7514	58.10	<0.0001	56.09	<0.0001
吸烟者行为									
当着孩子面吸烟	82.36(57)	92.91(45)	40.00(8)	3.60	0.0579	22.50	<0.0001	39.00	<0.0001
当面吸烟	88.06(82)	99.39(71)	72.93(51)	11.13*	0.0009	6.01	0.0143	34.63	<0.0001
劝阻吸烟									
劝阻不要吸烟	58.68(55)	73.89(55)	87.42(59)	5.37	0.0204	15.83	<0.0001	4.95	0.0260
劝阻到室外吸烟	12.45(14)	60.39(40)	75.64(54)	48.60	<0.0001	64.44	<0.0001	4.68	0.0306
敬烟行为	66.91(148)	67.71(121)	24.83(58)	0.03	0.8554	81.70	<0.0001	81.83	<0.0001
家中无吸烟限制	92.36(203)	66.54(130)	52.55(119)	45.87	<0.0001	89.79	<0.0001	8.97	0.0027

注：＊表示理论频数小于5，采用连续校正公式计算。

表66 河南农村干预社区非吸烟者干预前后二手烟暴露和报告吸烟者相关行为比较

	基线 %(n)	中期 %(n)	终期 %(n)	基线－中期		基线－终期		中期－终期	
				χ^2	P值	χ^2	P值	χ^2	P值
吸烟者吸烟地点									
自己家	80.03(89)	64.27(43)	71.91(79)	4.39	0.0362	1.73	0.1889	0.99	0.3201
工作场所	74.83(74)	60.95(19)	60.36(34)	2.25	0.1336	3.42	0.0646	0	0.9552
学校	22.61(9)	26.60(4)	34.59(21)	0*	1.0000	1.57	0.2103	0.03*	0.8565
候车室	48.81(22)	59.65(32)	60.12(33)	1.03	0.3108	1.36	0.2437	0	0.9590
医疗机构	34.26(17)	32.53(8)	38.86(30)	0.02	0.8863	0.29	0.5914	0.30	0.5859
吸烟者行为									
当着孩子面吸烟	77.53(48)	54.40(24)	78.35(32)	5.18	0.0229	0.01	0.9279	4.93	0.0263
当面吸烟	89.44(80)	51.22(40)	95.67(63)	22.78	<0.0001	1.81	0.1785	32.18	<0.0001
劝阻吸烟									
劝阻不要吸烟	83.16(74)	100.00(40)	92.43(62)	4.62*	0.0316	2.55	0.1100	1.25*	0.2642
劝阻到室外吸烟	61.96(53)	88.39(36)	84.69(58)	7.36	0.0067	8.49	0.0036	0.03*	0.8542
敬烟行为	20.54(37)	17.11(29)	10.63(19)	0.69	0.4056	7.57	0.0059	3.59	0.0582
家中无吸烟限制	88.18(165)	70.58(138)	93.81(215)	16.78	<0.0001	3.92	0.0476	38.91	<0.0001

注：*表示理论频数小于5，采用连续校正公式计算。

表 67　江西城市干预社区现在吸烟者干预前后吸烟者行为比较

	基线 %(n)	中期 %(n)	终期 %(n)	基线-中期 χ²	基线-中期 P值	基线-终期 χ²	基线-终期 P值	中期-终期 χ²	中期-终期 P值
吸烟地点									
自己家	97.30(31)	92.58(26)	90.01(25)	0.19*	0.6627	0.61*	0.4332	0*	1.0000
工作场所	95.59(26)	93.34(24)	6.95(2)	0*	1.0000	43.16	<0.0001	39.27	<0.0001
学校	71.83(21)	76.67(20)	6.91(3)	0*	0.9730	21.82	<0.0001	19.46	<0.0001
候车室	64.04(16)	63.07(8)	14.03(3)	0.01	0.9386	13.27	0.0003	12.73	0.0004
医疗机构	43.43(11)	50.75(11)	0	0.25	0.6163	12.23	0.0005	10.76*	0.0010
吸烟行为									
当着孩子面吸烟	70.15(26)	33.58(14)	27.23(4)	9.69	0.0019	11.67	0.0006	0.26	0.6106
敬烟行为	100.00(31)	91.89(24)	100.00(25)	1.56*	0.2117	—	—	0.64*	0.4254
被劝阻吸烟									
劝阻点烟	41.01(17)	79.76(17)	71.59(17)	11.00	0.0009	5.89	0.0152	0.50	0.4778
劝阻熄灭烟	37.46(13)	33.47(13)	63.41(15)	0.12	0.7242	4.25	0.0394	4.93	0.0264
劝阻到室外吸烟	22.06(8)	30.76(12)	80.76(18)	0.67	0.4118	21.29	<0.0001	12.75	0.0004
家中无吸烟限制	35.71(11)	11.02(5)	37.92(7)	5.77	0.0163	0.03	0.8555	5.60	0.0180

注：* 表示理论频数小于 5，采用连续校正公式计算。"—"表示没有进行假设检验。

表 68　河南城市干预社区现在吸烟者干预前后吸烟者行为比较

	基线 %(n)	中期 %(n)	终期 %(n)	基线－中期 χ^2	基线－中期 P 值	基线－终期 χ^2	基线－终期 P 值	中期－终期 χ^2	中期－终期 P 值
吸烟地点									
自己家	91.99(128)	91.52(44)	96.34(79)	0*	1.0000	1.63	0.2015	0.49*	0.4853
工作场所	80.20(111)	80.17(32)	51.22(38)	0	0.9968	20.91	<0.0001	7.38	0.0066
学校	22.05(14)	24.86(4)	5.80(4)	0*	1.0000	7.21	0.0072	2.64*	0.1043
候车室	41.85(39)	31.98(18)	16.64(15)	1.23	0.2679	12.34	0.0004	3.53	0.0602
医疗机构	21.23(20)	24.46(10)	18.23(16)	0.14	0.7130	0.22	0.6386	0.52	0.4714
吸烟行为									
当着孩子面吸烟	68.64(96)	84.47(36)	84.16(65)	3.84	0.0502	6.27	0.0122	0	0.9648
敬烟行为	99.58(126)	100.00(44)	97.31(77)	0*	1.0000	0.72*	0.3953	0.08*	0.7768
被劝阻吸烟									
劝阻点烟	76.67(100)	96.30(42)	98.47(77)	7.65	0.0057	17.73	<0.0001	0.01*	0.9425
劝阻熄灭烟	72.03(91)	92.60(40)	98.47(77)	7.23	0.0072	22.72	<0.0001	1.15*	0.2833
劝阻到室外吸烟	68.35(86)	90.42(39)	98.47(77)	7.63	0.0057	26.97	<0.0001	2.33*	0.1271
家中无吸烟限制	83.46(103)	58.14(22)	33.94(31)	11.71	0.0006	55.98	<0.0001	6.13	0.0133

注：* 表示理论频数小于 5，采用连续校正公式计算。

表 69　江西城市干预社区非吸烟者干预前后二手烟暴露和报告吸烟者相关行为比较

	基线 %（n）	中期 %（n）	终期 %（n）	基线－中期		基线－终期		中期－终期	
				χ^2	P 值	χ^2	P 值	χ^2	P 值
吸烟者吸烟地点									
自己家	79.07(77)	37.55(21)	29.63(18)	26.00	<0.0001	34.86	<0.0001	0.78	0.3776
工作场所	84.60(83)	98.09(46)	34.01(10)	6.54	0.0106	36.22	<0.0001	47.84	<0.0001
学校	68.91(52)	63.89(33)	18.51(8)	0.31	0.5791	27.96	<0.0001	19.80	<0.0001
候车室	89.52(52)	54.09(35)	4.32(4)	17.17	<0.0001	77.43	<0.0001	30.48	<0.0001
医疗机构	59.20(39)	43.22(28)	3.44(2)	2.78	0.0956	37.82	<0.0001	22.73	<0.0001
吸烟者行为									
当着孩子面吸烟	74.66(20)	29.71(10)	14.59(3)	11.58	0.0007	13.04	0.0003	0.59*	0.4441
当面吸烟	87.75(32)	40.10(18)	48.38(14)	19.41	<0.0001	11.92	0.0006	0.48	0.4904
劝阻吸烟									
劝阻不要吸烟	71.59(27)	82.01(16)	81.06(21)	0.23*	0.6291	0.75	0.388	0*	1.0000
劝阻到室外吸烟	27.92(12)	92.85(16)	47.71(13)	19.62	<0.0001	2.56	0.1094	9.73	0.0018
敬烟行为	60.52(80)	42.57(51)	13.06(24)	7.83	0.0051	68.79	<0.0001	32.21	<0.0001
家中无吸烟限制	45.96(56)	16.61(23)	20.52(29)	24.57	<0.0001	20.27	<0.0001	0.71	0.3982

注：* 表示理论频数小于 5，采用连续校正公式计算。

表70 河南城市干预社区非吸烟者干预前后二手烟暴露和报告吸烟者相关行为比较

	基线(n) %（n）	中期 %（n）	终期 %（n）	基线－中期 χ^2	基线－中期 P值	基线－终期 χ^2	基线－终期 P值	中期－终期 χ^2	中期－终期 P值
吸烟者吸烟地点									
自己家	66.13(164)	57.65(44)	69.93(99)	1.94	0.1635	0.60	0.4399	3.68	0.0552
工作场所	69.20(164)	74.52(43)	42.83(59)	0.75	0.3865	24.54	<0.0001	19.95	<0.0001
学校	29.96(14)	34.39(7)	14.41(20)	0.23	0.6325	6.90	0.0086	8.03	0.0046
候车室	77.69(92)	76.91(48)	28.75(44)	0.02	0.8984	59.46	<0.0001	48.29	<0.0001
医疗机构	42.23(36)	60.90(31)	30.42(43)	5.64	0.0176	3.29	0.0698	19.52	<0.0001
吸烟者行为									
当着孩子面吸烟	79.26(107)	49.04(13)	93.02(30)	9.95	0.0016	3.15	0.076	13.68	0.0002
当面吸烟	91.46(158)	72.23(32)	97.92(69)	10.85	0.0010	3.18	0.0745	13.55*	0.0002
劝阻吸烟									
劝阻不要吸烟	82.90(150)	85.10(30)	100.00(71)	0*	0.9858	13.00	0.0003	7.22*	0.0072
劝阻到室外吸烟	79.68(134)	95.46(30)	98.87(70)	4.09	0.0432	13.88	0.0002	0.08*	0.7791
敬烟行为	27.81(100)	30.22(29)	12.52(22)	0.25	0.6173	18.05	<0.0001	15.65	<0.0001
家中无吸烟限制	54.61(175)	40.66(43)	40.89(81)	6.74	0.0094	9.28	0.0023	0	0.9668

注：*表示理论频数小于5，采用连续校正公式计算。

（三）干预医院

安义县干预医院职工二手烟暴露率明显下降，远低于对照医院。新安县干预医院职工二手烟暴露率也有下降，也低于对照医院，但不如安义县明显（表71）。

表71　干预医院与对照医院职工干预前后二手烟暴露率比较

省名称	县名称	中期		终期	
		n	%	n	%
江西	安义	93	56.02	56	21.37
	湖口	——	——	71	82.56
河南	新安	183	49.86	87	33.98
	偃师	——	——	77	45.03

注："——"表示未作调查。

安义县和新安县干预医院男性现在吸烟率均有所下降。与对照医院比较，干预医院职工男性现在吸烟率均明显低于对照医院（表72）。

表72　干预医院与对照医院职工干预前后男性现在吸烟率比较

省名称	县名称	中期		终期	
		n	%	n	%
江西	安义	31	31.31	24	22.43
	湖口	——	——	49	61.25
河南	新安	55	36.42	31	27.68
	偃师	——	——	53	45.30

注："——"表示未作调查。

1. 现在吸烟者报告吸烟行为（表73）。

（1）在工作单位吸烟　江西省干预医院职工报告在单位吸烟的比例明显下降，且远低于非干预医院（达100%）。河南省干预医院报告在单位吸烟的比例有所下降，但变化不大，与对照医院比较差别也不大，效果不明显。

表 73 干预医院与对照医院现在吸烟者干预前后
吸烟行为比较

	江西安义		江西湖口	河南新安		河南偃师
	中期	终期	终期	中期	终期	终期
	%(n)	%(n)	%(n)	%(n)	%(n)	%(n)
在单位吸烟	96.77(30)	66.67(16)	100.00(49)	92.73(51)	80.65(25)	87.04(47)
吸烟地点						
门诊诊疗室	26.67(8)	0(0)	31.82(14)	13.73(7)	40.00(10)	15.56(7)
病房	13.33(4)	0(0)	15.56(7)	1.96(1)	28.00(7)	8.89(4)
办公室	53.33(16)	0(0)	88.64(39)	62.75(32)	52.00(13)	53.33(24)
大厅/走廊内	66.67(20)	0(0)	76.60(36)	43.14(22)	60.00(15)	51.11(23)
会议室	27.59(8)	0(0)	54.55(24)	15.69(8)	4.17(1)	28.26(13)
吸烟行为						
诊治患者时	20.00(6)	0(0)	17.95(7)	7.84(4)	25.00(5)	7.32(3)
办公室工作	53.33(16)	0(0)	84.44(38)	56.86(29)	56.00(14)	42.55(20)
开会时	26.67(8)	0(0)	59.09(26)	15.69(8)	0(0)	17.39(8)
当着患者/家属面吸烟	63.33(19)	0(0)	66.67(32)	58.82(30)	56.00(14)	39.13(18)
当着同事面吸烟	93.33(28)	18.75(3)	97.92(47)	84.31(43)	84.00(21)	89.36(42)
敬烟行为						
给别人敬烟	77.42(24)	25.00(6)	95.83(46)	89.09(49)	87.10(27)	85.19(46)
接受同事敬烟	86.67(67)	33.33(8)	97.92(47)	85.45(47)	87.10(27)	85.19(46)
接受患者/家属敬烟	72.41(21)	21.05(4)	76.60(36)	66.00(33)	54.84(17)	40.43(19)
被劝阻吸烟行为						
劝阻点烟	26/28*	3/3*	57.45(27)	76.09(35)	52.38(11)	61.90(26)
劝阻熄灭烟	24/28*	3/3*	46.81(22)	71.74(33)	61.90(13)	66.67(28)
劝阻到室外吸烟	22/25*	1/1*	44.19(19)	55.81(24)	57.89(11)	62.86(22)

注：＊表示例数太少，不再计算率，仅列出分子和分母的例数。

（2）吸烟地点　江西省干预医院职工报告在门诊诊疗室、病房、办公室、大厅/走廊内和会议室吸烟的比例在终期时均降至0，中期时吸烟比例比较高的场所，如办公室和大厅/走廊内，在终期时有较大幅度下降。除病房没有变化外，其他场所吸烟的比例，干预医院均低于对照医院。河南省干预医院报告在门诊诊疗室、病房吸烟的比例有所上升，虽然在会议室吸烟的比例下降，但变化不大，其他场所也未见下降。与对照医院比较，除了在会议室吸烟的比例较低外，其他的均不比对照医院低。

（3）吸烟行为　江西省干预医院职工报告在诊治病人、办公室工作和开会的时候，以及当着患者/家属的面吸烟和当着同事的面吸烟的比例均明显下降，且低于对照医院。除当着同事的面吸烟，其他场合吸烟的比例均降至0。河南省则没有变化，仅在开会时没有人吸烟。

（4）敬烟行为　江西省干预医院职工报告在单位给别人敬烟、接受同事敬烟和接受患者/家属敬烟的比例均明显下降，也远低于对照医院。新安县均没有太大变化。

（5）劝阻吸烟　新安县干预医院职工报告在医院吸烟时三种形式的劝阻吸烟的比例均有升高，且高于对照医院。新安县干预医院无论是终期与中期比较，还是与对照医院比较，均没有太大变化。

2. 非吸烟者报告二手烟暴露和吸烟者行为比较（表74）。

（1）现在吸烟者工作单位吸烟地点　安义县干预医院吸烟者在门诊诊疗室、病房、办公室、大厅/走廊内和会议室吸烟的比例均明显下降，除门诊诊疗室，其他的均降至0。与对照医院比较，终期时干预医院各场所/地点的吸烟比例均远低于对照医院。新安县干预医院报告吸烟者在以上各场所吸烟的比例均没有变化，但终期时均低于对照医院。

（2）现在吸烟者工作单位吸烟行为　与现在吸烟者报告一致，安义县干预医院报告现在吸烟者在诊治患者、办公室工作、开会时、当着患者/家属面吸烟的比例均下降至0，当着报告者面吸烟的比例下降。与对照医院相比，各种场合吸烟的比例均明显低于对照医院。新安县干预医院报告现在吸烟者在办公室工作时吸烟的比例有所升高，当着患者/家属面吸烟的比例有所下降，其他场合没有变化。与对照医院相比，各种场合吸烟的比例均低于对照医院。

表74 干预医院与对照医院职工非吸烟者干预前后二手烟暴露和报告吸烟者相关行为比较

	江西安义		江西湖口	河南新安		河南偃师
	中期	终期	终期	中期	终期	终期
	% (n)	% (n)	% (n)	% (n)	% (n)	% (n)
吸烟者吸烟地点						
门诊诊疗室	30.74(75)	0.94(1)	45.56(41)	8.65(32)	7.58(10)	26.18(72)
病房	15.92(39)	0(0)	44.79(43)	6.22(23)	6.77(9)	21.51(60)
办公室	44.49(109)	0(0)	75.49(77)	35.15(129)	41.48(56)	56.55(164)
大厅/走廊内	61.98(150)	0(0)	93.02(80)	47.15(174)	37.78(51)	59.92(145)
会议室	33.20(81)	0(0)	67.39(62)	24.86(92)	21.71(28)	40.93(106)
吸烟者行为						
诊治患者时	25.93(63)	0(0)	36.08(35)	7.30(27)	8.87(11)	20.85(54)
办公室工作	44.03(107)	0(0)	83.67(82)	31.08(115)	46.03(58)	59.56(162)
开会时	34.98(85)	0(0)	72.83(67)	25.00(92)	19.17(23)	38.24(104)
当着患者/家属面吸烟	32.57(114)	0(0)	61.61(69)	30.27(112)	19.26(26)	36.28(119)
当面吸烟	52.65(129)	23.58(25)	91.07(102)	42.43(157)	48.15(65)	68.39(225)
敬烟行为						
给别人敬烟	7.35(18)	0(0)	18.11(23)	4.59(17)	2.34(7)	6.20(24)
接受同事敬烟	6.17(15)	0(0)	14.17(18)	2.45(9)	2.68(8)	5.97(23)
接受患者/家属敬烟	6.11(14)	0(0)	12.20(15)	2.94(9)	2.41(7)	6.32(22)
劝阻吸烟行为						
劝阻不要吸烟	88.37(114)	87.50(21)	81.82(81)	87.10(135)	92.31(60)	83.01(171)
劝阻到室外吸烟	86.82(112)	100.00(3)	76.60(72)	81.82(126)	85.71(54)	81.25(156)

（3）敬烟行为 安义县干预医院非吸烟者在医院给别人敬烟、接受同事敬烟和接受患者/家属敬烟的比例均降至 0，且均低于对照医院。新安县干预医院非吸烟者在医院给别人敬烟、接受同事敬烟和接受患者/家属敬烟的比例没有变化，但均低于对照医院。

（4）劝阻吸烟 安义县干预医院非吸烟者劝阻吸烟的比例没有变化，但维持在较高水平，与对照医院比较没有差别，可能跟当面吸烟的例数（3 例）太少有关。新安县干预医院非吸烟者劝阻吸烟的比例虽然终期与中期比较有所升高，也均高于对照医院，但变化不大。

（四）干预学校的行为变化

安义县和新安县干预学校教职工二手烟暴露率均有所下降，低于对照学校（表75）。安义县和新安县干预学校学生二手烟暴露率，终期与中期比较均没有变化，但与对照学校比较，安义县干预学校显著低于对照学校，而新安县反而高于与对照学校，但差别没有统计学意义（表76~77）。

表75 干预学校对照学校教职工干预前后二手烟暴露率比较

省名称	县名称	中期		终期	
		n	%	n	%
江西	安义	40	40.00	52	32.50
	湖口	——		64	87.67
河南	新安	38	52.05	25	45.45
	偃师	——		47	66.20

注："——"表示未作调查。

表76 干预学校学生干预前后二手烟暴露率比较

县名称	中期 %（n）	终期 %（n）	χ^2	P 值
安义	15.12（44）	18.61（51）	1.23	0.2672
新安	45.79（98）	41.75（81）	0.68	0.4113

表77　终期时干预学校与对照学校学生二手烟暴露率比较

省名称	县名称	人数（n）	率（%）	χ^2	P 值
江西	安义	51	18.61	122.69	<0.0001
	湖口	137	69.19		
河南	新安	81	41.75	1.50	0.2209
	偃师	70	35.71		

安义县干预学校男性教职工现在吸烟率有所下降，且维持在较低水平，与对照学校比较，明显低于对照学校。新安县干预学校男性教职工现在吸烟率虽然低于对照学校，但差别很小，终期与中期比较也没有太大差别（表78）。安义县干预学校学生中没有孩子吸烟，且低于对照学校，差别有统计学意义（$\chi^2 = 20.78$，$P < 0.0001$）。新安县终期与中期比较，终期时干预学校与对照学校比较差别均没有统计学意义，但学生吸烟维持在较低水平。

表78　干预学校与对照学校男性教职工干预前后现在吸烟率比较

省名称	县名称	中期		终期	
		n	%	n	%
江西	安义	25	29.07	21	20.39
	湖口	——		64	46.04
河南	新安	16	42.11	17	40.48
	偃师			19	57.58

注："——"表示未作调查。

1. 教职工现在吸烟者的吸烟行为比较（表79）。

江西省和河南省结果相似，干预学校教职工现在吸烟者在单位吸烟的比例没有变化，与对照学校比较也没有差别，且维持在较高水平。

表 79　干预学校与对照学校教职工现在吸烟者干预前后
相关吸烟行为比较

	江西安义		江西湖口	河南新安		河南偃师
	中期	终期	终期	中期	终期	终期
	% (n)	% (n)	% (n)	% (n)	% (n)	% (n)
在单位吸烟	96.00(24)	90.91(20)	92.19(59)	10/16*	15/17*	17/19*
吸烟地点						
办公室	70.83(17)	0(0)	89.47(51)	9/10*	13/15*	15/17*
大厅/走廊内	79.17(19)	0(0)	90.57(48)	1/10*	7/14*	10/17*
教室	4.17(1)	0(0)	12.50(7)	1/10*	0/15*	1/17*
会议室	30.43(7)	0(0)	50.00(29)	0/10*	0/15*	9/17*
吸烟行为						
上课的时候	1/23*	0(0)	5.45(3)	1/10*	2/15*	0/17*
办公室工作	79.17(19)	0(0)	87.72(50)	9/10*	14/15*	15/16*
开会的时候	31.82(7)	0(0)	49.15(29)	0(0)	0(0)	6/16*
当着学生面吸烟	29.17(7)	0(0)	55.36(31)	2/10*	6/15*	3/17*
当着同事面吸烟	87.50(21)	55.00(11)	94.92(56)	10/10*	15/15*	15/17*
敬烟行为						
给别人敬烟	84.00(21)	27.27(6)	88.89(56)	12/16*	16/17*	17/19*
接受敬烟	84.00(21)	31.82(7)	95.16(59)	11/16*	16/17*	16/19*
被劝阻吸烟						
劝阻点烟	18/21*	9/11*	41.82(23)	11/12*	15/15*	14/15*
劝阻熄灭烟	14/21*	7/11*	35.71(20)	9/12*	14/15*	15/15*
劝阻到室外吸烟	15/20*	3/3*	45.28(24)	9/11*	13/15*	10/13‡

注：*表示例数太少，不再计算率，仅列出分子和分母的例数。

（1）吸烟地点 江西省干预学校教职工报告在办公室、大厅/走廊内、教室和会议室吸烟的比例均降至0。河南省干预学校除会议室无人吸烟外，其他场合吸烟的现象没有变化。

（2）工作单位吸烟场合 江西省干预学校教职工报告在上课、办公室工作和开会的时候，以及当着学生的面吸烟的比例均下降为0。河南省干预和对照学校教职工现在吸烟者数量均较小，从比例看，干预学校教职工中期和终期时开会的时候吸烟的比例均为0，与对照学校差别最大，其他的场合终期与中期、干预学校与对照学校比较差别不大。

（3）敬烟行为 江西省干预学校教职工报告在单位给别人敬烟、接受别人敬烟的比例均明显下降，也远低于对照学校。河南省干预学校报告比例升高，与对照学校比较差别不大。

（4）劝阻吸烟 江西省干预学校教职工现在吸烟者当着同事面吸烟时同事劝阻吸烟的比例均高于对照学校，但调查例数太少，很难下结论。河南省干预和对照学校在单位吸烟的教职工也都较少，但从比例看，干预学校终期与中期比较差别不大，与对照学校比较差别也不大。

2. 教职工非吸烟者报告二手烟暴露和吸烟相关行为比较（表80）。

（1）吸烟地点 安义县干预学校教职工非吸烟者报告吸烟者在办公室、大厅/走廊内、教室和会议室吸烟的比例均降至0。与对照学校比较，终期时干预学校各场所的吸烟比例均明显低于对照学校。新安县干预学校吸烟者在以上各场所吸烟的比例均没有下降，除了在教室吸烟的比例均较低，在办公室吸烟的比例甚至有所上升，没有太大差别外，其他场所的吸烟比例，干预学校均明显低于对照学校。

（2）吸烟行为 安义县干预学校虽然有较为明显变化与对照比，变化也较明显。在办公室工作，开会时均无人吸烟。有少量老师（2.86%）当着学生面吸烟，但同事间当面吸烟现象仍占1/3。而新安县，除了开会时吸烟比例较低外，其他没有变化。

表80　干预学校与对照学校教职工非吸烟者干预前后
二手烟暴露和报告吸烟者相关行为

	江西安义		江西湖口	河南新安		河南偃师
	中期	终期	终期	中期	终期	终期
	% (n)	% (n)	% (n)	% (n)	% (n)	% (n)
吸烟地点						
办公室	57.50(69)	0(0)	87.68(121)	50.68(37)	69.70(46)	85.71(78)
大厅/走廊内	82.50(99)	0(0)	96.85(123)	38.36(28)	36.36(20)	83.56(61)
教室	3.33(4)	0(0)	19.20(24)	2.78(2)	1.64(1)	9.64(8)
会议室	30.83(37)	0(0)	73.88(99)	8.22(6)	4.69(3)	59.26(48)
吸烟者的行为						
办公室工作	65.00(78)	0(0)	87.14(122)	43.84(32)	66.67(44)	78.13(75)
开会的时候	32.50(39)	0(0)	71.74(99)	5.63(4)	4.62(3)	36.46(35)
外来人员办事的时候	60.34(70)	0(0)	93.89(123)	48.61(35)	65.57(40)	93.10(81)
当着学生面吸烟	25.00(30)	2.86(3)	62.50(90)	23.29(17)	25.37(17)	43.14(44)
当面吸烟	57.98(69)	37.14(39)	93.75(135)	53.42(39)	73.13(49)	78.43(80)
敬烟行为						
给别人敬烟	10.83(13)	0(0)	26.53(39)	8.22(6)	6.49(5)	19.30(22)
接受敬烟	3.33(4)	0(0)	21.77(32)	9.59(7)	9.09(7)	15.04(17)
劝阻吸烟						
劝阻不要吸烟	78.26(54)	84.62(33)	53.03(70)	92.31(36)	87.50(42)	89.74(70)
劝阻到室外吸烟	73.91(51)	100.00(3)	50.00(65)	84.62(33)	86.36(38)	82.05(64)

（3）敬烟　安义县干预学校非吸烟者在学校给别人敬烟和接受敬烟的比例均降至0，且均明显低于对照学校。新安县干预学校非吸烟者在学校给别人敬烟和接受敬烟的比例没有变化，但低于对照学校。

（4）劝阻吸烟 安义县干预学校非吸烟者劝阻吸烟的比例均有所上升，也均高于对照学校。新安县干预学校非吸烟者劝阻吸烟的比例没有变化，与对照学校比较也没有差别。

3. 学生现在吸烟者报告相关吸烟行为

由于干预学校自报在学校内吸烟的学生数很少，中期效果评价时为1名，终期效果评价时为7名，所以不对现在吸烟的学生相关吸烟行为进行统计分析，以及吸烟同学报告的情况看，是明显低报。

4. 学生非吸烟者报告二手烟暴露和吸烟相关行为（表81）。

（1）学生中的吸烟地点 安义县干预学校报告吸烟的同学在教室、大厅/走廊内、厕所和宿舍吸烟的比例均有显著下降，且均低于对照学校，差别有统计学意义。新安县干预学校报告吸烟的同学在以上场所吸烟的比例没有变化，其中在厕所吸烟的比例非常高（均在90％以上）。与对照学校比较，在大厅/走廊内和宿舍吸烟的比例均低于对照学校。

（2）现在吸烟的家长、同学吸烟场合 安义县干预学校报告家人当面吸烟的比例下降，但同学当面吸烟的比例升高，差别均有统计学意义。与对照学校比较，家人当面吸烟的比例干预学校远低于对照学校，但同学当面吸烟的比例干预学校与对照学校没有差别。新安县干预学校报告家人当面吸烟、同学当面吸烟的比例均没有变化，干预学校与对照学校比较也没有差别。

（3）同学当面吸烟时劝阻 安义县与新安县一样，干预学校劝阻不要吸烟和劝阻戒烟的比例均有升高，但均没有统计学意义，与对照学校比较差别也没有统计学意义。

表 81 干预学校与对照学校学生非吸烟者干预前后二手烟暴露和报告吸烟者相关行为

	江西						河南					
	安义				湖口	安义-湖口(终期)		新安				偃师	新安-偃师(终期)	
	中期 %(n)	终期 %(n)	χ^2	P值	终期 %(n)	χ^2	P值	中期 %(n)	终期 %(n)	χ^2	P值	终期 %(n)	χ^2	P值
吸烟地点														
教室	24.36 (38)	0 (0)	13.52	0.0002	19.57 (46)	10.54	0.0012	8.62 (5)	8.26 (19)	0*	1.0000	12.50 (24)	2.05	0.1517
大厅/走廊内	39.87 (63)	4.88 (2)	18.13	<0.0001	50.00 (113)	28.82	<0.0001	28.81 (17)	26.71 (43)	0.10	0.7561	53.62 (74)	22.60	<0.0001
厕所	59.73 (89)	36.00 (9)	4.90	0.0268	84.10 (201)	32.18	<0.0001	90.16 (55)	96.93 (221)	3.67*	0.0553	92.73 (153)	3.67	0.0552
宿舍	25.81 (32)	7.14 (2)	4.58	0.0323	57.80 (126)	25.51	<0.0001	14.58 (7)	14.93 (20)	0	0.9544	42.72 (44)	22.82	<0.0001
吸烟行为														
家人当面吸烟	53.07 (164)	41.46 (102)	7.40	0.0065	82.52 (203)	88.00	<0.0001	68.14 (112)	76.19 (176)	2.42	0.1198	68.72 (145)	3.10	0.0785
同学当面吸烟	26.04 (44)	58.33 (28)	17.59	<0.0001	65.77 (171)	0.98	0.3222	51.61 (32)	45.56 (118)	0.74	0.3908	41.20 (89)	0.91	0.3404
劝阻														
劝阻不要吸烟	52.27 (23)	71.43 (20)	2.61	0.1062	68.82 (117)	0.08	0.7821	68.75 (22)	69.49 (82)	0.01	0.9357	64.04 (57)	0.68	0.4088
劝阻戒烟	52.27 (23)	71.43 (20)	2.61	0.1062	67.25 (115)	0.19	0.6609	56.25 (18)	66.10 (78)	1.06	0.3031	61.80 (55)	0.41	0.5224

注: * 表示理论频数小于 5,采用连续校正公式计算。

（五）地方疾病预防控制中心

安义县 CDC 职工中期和终期时二手烟暴露率均很低，且远低于对照 CDC。新安县则没有变化（表82）。

表82　干预 CDC 与对照 CDC 职工干预前后二手烟暴露率比较

省名称	县名称	中期		终期	
		n	%	n	%
江西	安义	7	23.33	6	17.14
	湖口	——	——	11	91.67
河南	新安	16	39.02	19	44.19
	偃师	——	——	30	57.69

注："——"表示未作调查。

安义县 CDC 职工终期时男性现在吸烟率降至 0，且明显低于对照 CDC。新安县中期与终期比较没有变化，虽然低于对照 CDC，但差别不大（表83）。

表83　干预 CDC 与对照 CDC 职工干预前后男性吸烟率比较

省名称	县名称	中期		终期	
		n	%	n	%
江西	安义	4	23.53	0	0
	湖口	——	——	8	53.33
河南	新安	11	40.74	10	40
	偃师	——	——	18	60

注："——"表示未作调查。

1. 现在吸烟者的吸烟行为。

由于干预 CDC 自报在单位吸烟的人数很少，所以不对现在吸烟者相关吸烟行为进行描述分析。

2. 非吸烟者报告二手烟暴露和吸烟者相关行为比较（表84）。

表 84　干预 CDC 与对照 CDC 非吸烟者干预前后
二手烟暴露和报告吸烟者相关行为

	江西安义		江西湖口	河南新安		河南偃师
	中期 %（n）	终期 %（n）	终期 %（n）	中期 %（n）	终期 %（n）	终期 %（n）
吸烟地点						
办公室	(0)	(0)	18/18*	68.42(13)	58.06(18)	88.89(48)
大厅/走廊内	(0)	(0)	18/18*	77.78(14)	46.67(14)	98.04(50)
会议室	(0)	(0)	16/18*	31.58(6)	13.33(4)	90.38(47)
对吸烟者的行为观察						
办公室工作	(0)	(0)	18/18*	50.00(10)	54.84(17)	83.33(45)
开会的时候	(0)	(0)	18/18*	15.00(3)	12.90(4)	90.74(49)
外来人员办 事的时候	(0)	(0)	17/17*	90.00(18)	70.00(21)	90.57(48)
当面吸烟	(0)	(0)	17/18*	52.63(10)	52.94(18)	90.74(49)
敬烟行为						
给外来人员 敬烟	0(0)	0(0)	5/17*	2.38(1)	13.64(6)	15.25(9)
接受外来人 员敬烟	0(0)	0(0)	4/18*	7.14(3)	15.91(7)	20.34(12)
给同事敬烟	0(0)	0(0)	3/19*	2.38(1)	13.64(6)	14.52(9)
接受同事 敬烟	0(0)	0(0)	2/19*	4.76(2)	13.64(6)	17.74(11)
劝阻吸烟行为						
劝阻不要 吸烟	(0)	(0)	15/17*	10/10*	16/18*	81.25(39)
劝阻到室外 吸烟	(0)	(0)	11/17*	7/10*	16/18*	78.26(36)

注："——"表示没有相应的数据。*表示例数太少，不再计算率，仅列出分子和分母的例数。

从中期开始，安义县已经没有职工在单位吸烟。而终期时对照CDC 现在吸烟的职工几乎 100% 在办公室、大厅/走廊内和会议室吸烟。河南省干预 CDC 现在吸烟的职工在办公室、大厅/走廊内和会议室吸烟的比例有所下降，其中在大厅/走廊内吸烟的比例下降幅度较大。

（1）吸烟地点　江西省干预 CDC 已经没有职工在单位吸烟。终期时对照 CDC 现在吸烟的职工几乎 100% 在办公室工作的时候、开会的时候、外来人员办事的时候和当同事面吸烟。河南省干预 CDC 现在吸烟的职工在办公室工作、开会、外来人员办事和当同事面吸烟的比例没有变化，但较对照 CDC 均明显低。

（2）敬烟行为　江西省干预 CDC 非吸烟者在单位均不敬烟，也不接受敬烟。河南省干预 CDC 非吸烟者在单位敬烟和接受敬烟的比例均存在，与对照 CDC 比较也没有太大差别。

（3）劝阻吸烟　江西省干预 CDC 已经没有职工在单位吸烟。河南省干预 CDC 和对照 CDC 职工当面吸烟时非吸烟者的劝阻比例均较高，但差别不大。

（六）小结

1. 全县人群抽样调查和干预社区

（1）从全县抽样结果看，项目在两省的干预均显示了一定效果，江西省干预效果要优于河南省，吸烟者与非吸烟者报告的结果基本一致。从创建干预社区干预效果看，江西省干预效果呈持续显效的特点，终期时的效果尤其显著，而河南省干预效果则主要集中在中期，终期时的效果较差。

（2）现在吸烟者在自己家吸烟的比例、非吸烟者在自己家受到二手烟暴露的比例依然很严重，现在吸烟者在家招待客人时吸烟、当家人面吸烟的比例依然很高，干预前后两干预县均没有变化。但按经常吸烟的比例来看，两省的现在吸烟者在自己家经常吸烟，非吸烟者在自己家经常受到二手烟暴露，以及在家招待客人时经常吸烟的比例均有显著下降（表 85～89），说明吸烟和暴露的频率还是有一定程度的下降。由于对当面吸烟的调查没有"经常"和"有时"选项，只有"是"和"否"，所以这里无法进行指标调整，但通过对在自己家吸烟和在家招待客人时吸烟的分析推断，经常当面吸烟的比例也应有下降。当小孩面吸烟的比例两省均显著下降。

表 85　干预与对照县现在吸烟者干预前后吸烟行为比较

相关吸烟行为	干预县				对照县				干预县－对照县(基线)		干预县－对照县(终期)	
	基线 %(n)	终期 %(n)	χ^2	P值	基线 %(n)	终期 %(n)	χ^2	P值	χ^2	P值	χ^2	P值
自己家吸烟												
江西	73.28(376)	53.37(235)	42.13	<0.0001	77.69(539)	77.11(433)	0.06	0.8023	2.97	0.0848	70.2	<0.0001
河南	59.52(326)	55.60(276)	1.68	0.1951	59.54(286)	58.46(249)	0.13	0.7175	0	0.9943	0.89	0.3467
敬烟行为												
江西	83.79(434)	49.55(207)	126.83	<0.0001	81.67(552)	58.46(324)	80.25	<0.0001	0.86	0.3541	8.52	0.0035
河南	57.77(297)	48.01(238)	9.74	0.0018	59.17(275)	49.08(187)	10.17	0.0014	0.20	0.6551	0.12	0.7321

表 86 干预与对照县非吸烟者干预前后在家的二手烟暴露情况比较

省名称	干预县				对照县				干预县 - 对照县 (基线)		干预县 - 对照县 (终期)	
	基线 %(n)	终期 %(n)	χ^2	P值	基线 %(n)	终期 %(n)	χ^2	P值	χ^2	P值	χ^2	P值
江西	43.75 (266)	22.83 (178)	79.79	<0.0001	47.90 (467)	55.12 (314)	9.12	0.0025	3.34	0.0674	165.15	<0.0001
河南	34.15 (248)	30.27 (169)	2.35	0.1252	26.14 (183)	30.86 (163)	3.72	0.0538	10.66	0.0011	0.05	0.8152

表 87 农村干预社区现在吸烟者干预前后吸烟行为比较

	基线 %(n)	中期 %(n)	终期 %(n)	基线 - 中期		基线 - 终期		中期 - 终期	
				χ^2	P值	χ^2	P值	χ^2	P值
在家吸烟									
江西	76.19(76)	51.93(56)	33.79(26)	9.42	0.0022	24.81	<0.0001	3.74	0.053
河南	66.64(36)	60.02(35)	62.75(55)	0.64	0.4229	0.27	0.6045	0.11	0.7365
敬烟行为									
江西	67.67(72)	42.03(37)	40.44(24)	9.43	0.0021	9.67	0.0019	0.03	0.8668
河南	68.00(38)	54.83(30)	58.51(49)	2.27	0.1317	1.44	0.2297	0.18	0.669

表 88　城市干预社区现在吸烟者干预前后吸烟行为比较

	基线 %(n)	中期 %(n)	终期 %(n)	基线-中期		基线-终期		中期-终期	
				χ^2	P 值	χ^2	P 值	χ^2	P 值
在家吸烟									
江西	44.79(13)	27.53(11)	20.72(6)	2.41	0.1203	4.29	0.0384	0.38	0.5388
河南	48.97(68)	53.02(22)	34.02(27)	0.22	0.6375	4.84	0.0278	4.11	0.0426
敬烟行为									
江西	39.24(16)	21.27(9)	12.48(3)	2.67	0.1019	5.41	0.0200	0.25*	0.6159
河南	50.33(66)	75.47(31)	36.19(27)	7.93	0.0049	4.08	0.0434	15.81	<0.0001

注：*表示理论频数小于5,用连续校正公式计算。

表 89　干预社区非吸烟者干预前后在家的二手烟暴露情况比较

省名称	干预社区名称	基线 %(n)	中期 %(n)	终期 %(n)	基线-中期		基线-终期		中期-终期	
					χ^2	P 值	χ^2	P 值	χ^2	P 值
江西	农村	46.85(68)	49.92(50)	6.25(11)	0.29	0.5895	41.62	<0.0001	47.20	<0.0001
	城市	24.41(20)	13.93(9)	3.92(3)	2.37	0.1236	10.20	0.0014	2.26*	0.1326
河南	农村	32.51(36)	30.54(21)	27.27(29)	0.06	0.8053	0.63	0.4261	0.19	0.6635
	城市	15.92(51)	10.57(13)	10.57(23)	1.45	0.2293	2.18	0.1397	0	0.9995

注：*表示理论频数小于5,用连续校正公式计算。

（3）劝阻吸烟者到室外吸烟的比例升高，效果显著。

非吸烟者的敬烟行为在江西省显著减少，但在河南省没有变化。在家吸烟没有任何限制的比例有所下降，但依然较高，农村的比例高于城区。

2. 干预机构

（1）江西省的干预效果非常显著，除学生外，现在吸烟者在单位室内吸烟的比例接近 0，学生在学校室内吸烟的比例显著下降，各指标都显示有效。

（2）河南省的干预效果不如江西省，多数指标终期与中期比较没有变化，但普遍好于对照单位，说明河南省总体是有效的，但终期效果不显著。现在吸烟者在会议室或开会时吸烟，以及当着外来人员面吸烟的比例显著下降，而其他场所和场合变化不大。现在吸烟者在单位敬烟比例很高，没有变化，相对而言，非吸烟者的敬烟比例下降，效果明显。学生在厕所吸烟的比例非常高，当着同学面吸烟比例高，但同学间的劝阻比例低。

七、控烟网络和控烟能力建设

控烟网络是由有关个体、组织和机构为控烟而组成的没有等级差异的工作组织，它不仅指有行政关系的控烟领导小组或控烟办公室，还应包括真正参与控烟工作的部门或个人。本研究利用过程评价数据，以及终期效果调查中的基层单位控烟能力调查数据，对近两年控烟网络的建立和网络活动开展情况进行描述性分析。

（一）控烟网络的建立

在对政策的积极开发和有效倡导下，控烟工作得到了政府及有关部门领导的支持与配合。过程评估数据显示两县控烟工作网络均已初步形成，CDC 作为控烟网络中心在控烟工作中起到了核心作用。

安义县控烟网络是在非官方的途径上形成的，除了卫生局和 4 个干预试点单位（社区）通过合作的方式加入外，县政协、省电视台在良好控烟环境的影响下主动加入网络，其他逐步加入网络的还有新型农村建设办公室、黄洲医院，并通过将各乡镇卫生院控烟工作纳入年度疾病控制工作年终检查，逐步将各乡镇卫生院纳入了工作网络。

新安县控烟网络则是通过官方途径形成的，即要求所有控烟领导小组单位均为控烟网络单位，并通过下发通知的形式将创建卫生城市相关单位及 130 个村卫生室纳入网络，但卫生局和 4 个干预试点单位（社区）是通过项目合作的方式加入，财政局、广电局、电业公司则主动加入了控烟网络。

（二）控烟能力和控烟活动的开展情况

对基层单位的控烟能力调查在干预县和对照县都开展了，主要分两层进行，一是媒体部门，四县都选择了广电局；二是非媒体部门，主要包括了控烟网络成员单位、社会组织及部分其他公共场所。

1. 媒体部门

（1）控烟宣传

安义县广电局是主动参加控烟网络成员之一，近 2 年经常通过新闻报道、专题和广告参与控烟宣传。其开展控烟宣传的材料主要来源其他单位开发或制作的，不仅自行开发或制作。还主动参与对控烟效果的社会监督。作为对照县的湖口有关控烟节目，广电局也通过新闻报道开展控烟宣传，但未参与对控烟执行效果进行社会监督。

新安县广电局近两年开展的控烟宣传相关工作与安义县相似，偃师市通过广告进行控烟宣传，以及参与控烟执行效果的社会监督方面较新安县少。

（2）控烟相关政策制定或修订活动

安义县广电局近两年经常参与本县和开展本单位控烟政策的制定或修订活动，并组织本单位控烟执行检查，在新闻采集现场，或录制节目时，发现吸烟现象经常进行劝阻。湖口县则没有类似活动。

和安义县一样，新安县广电局近 2 年经常参与本县和开展本单位控烟政策的制定或修订活动，组织本单位控烟执行检查，并将结果向全体职工公布，而偃师市没有类似活动。新安县广电局在新闻采集现场，或录制节目时，发现吸烟现象经常进行劝阻，偃师市为偶尔。但与偃师市相比，新安县在进行非控烟结果的播出时，吸烟的镜头或图片比较少。

（3）控烟网络与培训

安义县广电局近两年经常与医院、学校、卫生行政部门、CDC 及其他媒体部门广泛合作开展控烟工作，湖口县则主要与CDC和其他媒体部门合作。在培训方面，安义县有时参加县级和国家级控烟相关的培训。

在与其他部门或机构进行合作开展控烟，以及参加控烟相关培训方面，新安县与安义县一样，偃师市和湖口县一样。

（4）获取控烟信息

四县均未订阅或购买有关烟草行业动态和控烟相关知识的资料。

（5）控烟投入

单位每年播出控烟宣传节目占年播出的百分比，安义县占10%以上，其次为新安县1%~10%，湖口县和偃师市最少，均少于1%。

2. 非媒体部门

（1）控烟工作开展情况　调查中，询问的活动时间均为近两年。结果显示干预县开展的控烟相关工作明显多于对照县。江西省干预县开展活动的对象主要是青少年、成年人和特殊职业人员，河南省干预县则各种人群都开展较多（表90）。

表90　四县非媒体部门控烟工作开展的情况（单位数）

控烟活动及对象	安义县 （n = 16）	湖口县 （n = 14）	新安县 （n = 18）	偃师市 （n = 15）
开展的工作	16	5	18	10
针对				
青少年	7	4	14	6
成年人	15	3	14	9
妇女	4	0	14	8
孕妇	4	1	11	7
特殊职业人群，如医生、教师	9	1	13	8
政策制定者	2	0	12	7

（2）控烟相关政策制定或修订活动　调查中，询问的活动时间均为近两年，结果显示干预县开展的控烟相关政策制定或修订活动明显多于对照县（表91）。

表91　四县非媒体部门开展政策倡导（单位数）

活动名称	安义县 （n = 16）	湖口县 （n = 14）	新安县 （n = 18）	偃师市 （n = 15）
针对政府控制吸烟倡导	16	4	18	10
参与本县政府政策制定或修订活动	8	1	10	3
本单位控制吸烟相关规定的制定或修订	13	3	15	10
对本县进行控制吸烟需求评估	4	1	1	2
开展控制吸烟活动的效果评估	5	1	4	2

（3）控烟网络与培训　干预县参与的控烟培训和控烟支持明显多于对照县，与其他单位或机构控烟合作方面，干预县进行了广泛的合作交流，而对照县则较少，主要局限在卫生部门（表92、93）。

表92　四县非媒体部门控烟培训（单位数）

活动名称	安义县 （n = 16）	湖口县 （n = 14）	新安县 （n = 18）	偃师市 （n = 15）
向本县其他单位或部门提供培训或技术支持	3	1	7	3
向本县之外单位或部门提供培训或技术支持	2	1	5	1
申请项目控制吸烟活动	1	2	6	0
支持其他机构	3	1	8	2
参加其他机构在进行控制吸烟活动	16	3	18	3

表93 四县非媒体部门与其他单位或机构的合作（单位数）

其他单位或机构名称	安义县 （n = 16）	湖口县 （n = 14）	新安县 （n = 18）	偃师市 （n = 15）
医院	3	0	7	0
学校	6	2	8	2
卫生行政部门	13	2	16	6
CDC	15	4	17	7
协会	3	1	5	3
媒体	5	1	12	4

（4）控烟宣传　干预县在控烟宣传活动的开展、宣传材料的制作，以及通过媒体进行控烟宣传上都明显优于对照县（表94）。

表94 四县非媒体部门的控烟宣传（单位数）

活动名称	安义县 （n = 16）	湖口县 （n = 14）	新安县 （n = 18）	偃师市 （n = 15）
散发他人制作的控制吸烟宣传材料	16	1	16	8
自行开发或制作控制吸烟宣传板报、展板、墙体、户外广告等	15	3	14	6
自行开发或制作控制吸烟宣传材料，如宣传手册、折页、宣传画、宣传标语、宣传栏等	15	2	16	8
自行开发或制作控制吸烟影像资料	3	1	6	2
通过自编自导的文艺、戏曲、体育及其他娱乐活动开展控制吸烟宣传	6	1	12	2
通过媒体进行控制吸烟宣传	6	1	8	2
通过媒体针对政策制定者进行控制吸烟宣传	2	1	6	3
向新闻媒体提供过关于吸烟问题的背景资料	4	1	6	2

（5）获取控烟信息　从单位是否主动订阅或购买烟草行业动态、控制吸烟相关知识的资料分析其获取控烟信息的能力（表95）。结果显示，干预县主动获取控烟信息的单位数多于对照县。

表95　四县非媒体部门获取控烟信息情况（单位数）

活动名称	安义县 （n = 16）	湖口县 （n = 14）	新安县 （n = 18）	偃师市 （n = 15）
订阅或购买过有关烟草行业动态的资料	3	1	8	3
订阅或购买过控制吸烟相关知识的资料	5	2	12	4

（三）小结

通过项目开展，项目干预县建立了以 CDC 为中心的控烟网络，网络单位从最初的干预试点单位，逐步延伸至相关机构，从加强原有的控烟网络，到发展新的网络成员。两个干预县在控烟网络建设和能力建设上有很大变化。比较而言，对照县虽然也开展了一些控烟活动，但以被动为主，质量不高，多部门的协作较少。

控烟活动在干预县已经得到了广泛的社会支持，建立了多部门协作网络，营造了浓厚的控烟氛围，控烟能力得到了锻炼和提高。

第四部分　讨论与结论

一、效果判断

利用健康促进项目干预措施与效果因果联系判断规则和原则，通过从个体、社区和政府三个层次，基线、中期和终期三个阶段的综合效果评价，判断 Fogarty 项目在两省的干预实施是有效的，主要包括以下几点：

（1）这种干预模式在干预县实施，两省干预县和对照县五年内均没有开展其他类似的项目。

（2）两省干预县均出现了一定的效果，对照县没有，但有相同的趋势，不如干预县明显，这与全国控烟大环境的变化有关。

（3）项目干预模式是通过干预试点社区和试点单位的创建，逐步向全县扩散，也就是说各干预试点社区和试点单位，与全县的干预措施是一致的的。结果显示，干预县全县抽样效果与各试点社区和试点单位的效果也是一致的，包括总效果和各指标效果，表现在各试点社区和试点单位效果好的，全县效果也好；反之亦然。

（4）干预强度越大，效果越好[1]，表现在江西省干预强度大于河南省，效果优于河南省，而且随着时间的推移，效果也随之增强；河南省中期之后干预强度明显减弱，效果也随之减弱。

（5）知－信－行理论模式认为，只有了解了有关的健康知识，建立起积极、正确的信念和态度，才有可能主动地形成有益于健康的行为，转变危害健康的行为。干预效果中，对二手烟暴露健康危害知识和相关认识的干预效果最显著，其次是态度，最后是行为的改变。

1　王春平，杨功焕（导师）. 北京协和医学院 2008 年博士论文：中国三县控制被动吸烟干预活动的评价研究.

二、结论

本项目是在 2002～2007 年在中国中原农村地区开展的，以预防二手烟暴露为中心，改变吸烟者在室内吸烟行为、提高不吸烟者的意识和劝阻行为，改变敬烟习俗的一项干预研究。本研究非常详细地观察了吸烟者的行为，包括吸烟的场合、是否当着孩子面吸烟，以及来客敬烟等习俗。该研究描述了中国农村与吸烟相关联的生活画卷，吸烟确实很深地融入了社会生活，老百姓对当着孩子吸烟，几乎没有感觉到对孩子的健康危害。整个公共卫生系统几乎没有涉及到烟草控制，干预技能和思路几乎空白。但是通过一年半的干预，取得了一定的效果。但总的效果不是十分明显，尤其是针对敬烟风气的改变特别不足。在农村通过移风易俗改变行为，应该是一个优先重点。通过城市，尤其是对城市打工族的干预，来影响社会风俗，改变敬烟、倡导无烟婚礼等活动设计打下了基础。

1. 项目形成的控制二手烟暴露综合干预模式在我国农村地区的实施是适用、有效的。两省干预县和对照县二手烟暴露率均有下降，但干预县下降的幅度均大于对照县；江西省干预县和对照县男性现在吸烟率均有下降，但干预县下降的幅度大于对照县；河南省干预县和对照县男性现在吸烟率均没有变化。

2. 通过项目干预，干预县居民对二手烟危害知识、避免二手烟暴露的认识、对控烟的态度，以及吸烟和避免二手烟暴露的相关行为得到了明显的提高和改善。干预县已经制定或修订了政策并开始执行，控烟网络初步形成，控烟能力得到很大提高。

3. 江西省干预县的总体效果好于河南省干预县。从各评价指标，以及各干预试点效果评价结论相同，江西省干预县干预效果好于河南省干预县，这与江西省干预县开展干预活动的强度大于河南省干预县是一致的。

4. 干预县居民在公共场所吸烟的比例显著下降，但在家吸烟的比例依然严重，非吸烟者在家受到二手烟暴露的比例依然很高。

5. 现在吸烟者在家里来客人时吸烟的比例很高，接近100%，与干预前和对照县比较几乎没有改变和差别。我国农村居民敬烟和以烟待客的风俗习惯根深蒂固，移风易俗依然艰难。

三、局限性与挑战

1. 由于我国农村基层行政和人口管理尚不完善，给全县范围的抽样调查带来了很大的困难，根据基线调查经验和当地实际情况，同时兼顾抽样的科学性，终期抽样调查时采用了与基线不同的整群随机抽样，尽管在分析时对数据进行了加权调整，但很难保证抽样结果都能很好地代表总体，不过对于结果的比较影响不大。

2. Fogarty 项目是一项从个体、社区和政府三个层次实施干预的综合控烟项目，具有生态学研究的性质，虽然研究中设立了对照，但对照县与干预县的特征不可能完全一致，而且项目实施 5 年来，对照县经济和人文环境的变化也不可能完全与干预县一致，这些因素在对干预效果评价时难以识别和控制，因素之间的相互作用对效果的影响更是复杂。所以对干预效果的评价不可能像随机对照试验一样，采用简单的因果研究，研究对象也不能局限于个人，还需要对社会环境的改善、能力的提高等进行评价[1]。本研究对干预效果评价从个人、社区和政府三个层级进行，但评价指标不可能涵盖所有的研究问题，特别是对社区和政府层次，仅对无烟化政策的出台/修订，以及控烟网络及其控烟能力进行了评价。健康促进的干预效果有时要经常很长时间才能显现，特别是行为的改变，本研究在干预实施结束时立即进行效果调查，有些指标可能还没有表现出可以测量的效果。所以这里得出的结果是否能完全反映项目的干预效果具有一定的不确定性。

3. 所有的调查问题都是通过自报或自填的形式获得的，对于诸如知识、态度等相关指标的测量是可以的，甚至是唯一的，但对于二手烟暴露这样的重要指标具有很大的不确定性，问卷问题是：在通常情况下，一周中有多少天吸烟者当着您的面吸烟？如果调查对象对当面吸烟并不反感，则可能会把天数说小，甚至没有，相反，如果调查对象对当面吸烟特别反感，则可能会把天数夸大。本研究的假设是两

1　National Cancer Institute. Evaluating ASSIST：A Blueprint for Understanding State – level Tobacco Control. Tobacco Control Monograph No. 17. Bethesda, MD：U. S. Department of Health and Human Services, National Institutes of Health, National Cancer Institute. NIH Pub. No. 06 – 6058, October 2006.

者在每次调查中的分布是一致的，实际可能会不同。

4. 调查问卷中有很多询问"经常、有时还是从未"的问题，如吸烟者是经常、有时还是从未在自己家、候车室当着您的面吸烟？对于自己家，几乎每天都要回去，但有些人去候车室一年也就几次，假设去了 2 次，2 次都有吸烟者当面吸烟，多数调查对象会回答"有时"，而实际上是 100% 当面吸烟，如果 2 次都没有吸烟者当面吸烟，则调查对象会回答"从未"，而 2 次对概率的判断是远远不够的。

5. Fogarty 项目在基线、中期和终期经历了三次调查，所有调查的调查员均由当地 CDC 职工和乡镇卫生院防保医生组成，项目启动时控烟在四县几乎是一片空白，所以我们假设当时调查员的水平是一致的，之后项目干预在干预县开展，而对照县维持不变，中期调查只在干预县开展，到了终期调查时，干预县调查员的控烟能力和现场流行病学调查能力都得到了很大提高，这时干预县和对照县调查员的水平是不一致的，调查员的调查偏倚不可避免。

6. 本研究三次调查的问卷内容都较多，给调查员和调查对象造成了不耐烦的情绪，一定程度上会影响调查质量。

7. 项目在二手烟暴露健康危害知识和避免二手烟暴露相关认识、控烟态度、吸烟及避免二手烟暴露相关行为的改善上均取得了效果，但在自己家吸烟、招待客人时吸烟，以及在家当面吸烟的现象依然很严重，尽管评价结果显示干预县在这些场所或场合的吸烟频率有所下降。究其原因可能是干预措施不到位，或者干预强度还不够，表明移风易俗，改变以烟待客的风俗习惯，达到家庭无烟化仍然任重道远。

8. 项目在两省干预县的实施取得了一定效果，特别是江西省干预县。但项目已于 2008 年年底结束了，在没有经费支持的情况下，相关的控烟工作能否继续，公共/工作场所禁止吸烟的政策或规定能否继续执行，如果不能，建立起来的控烟网络也将失去其应有的作用，已经取得的成果会随着时间的推移逐渐消失。按照个体行为改变阶段理论，如果干预活动停止，刚形成的健康行为可能来不及巩固，正处于准备采取健康行为的行动可能半途夭折[1]。所以在干预县，应

1　Prochaska JO. Strong and weak principles for progressing from precontemplation to action on the basis of twelve problem behaviors. Health Psychology, 1994, 13 (1):47 –51.

该努力让控烟工作常规化，公共场所禁止吸烟的规定不能像以前那样成为一纸空文，要真正成为有一定法律效力并得到有效执行的政府行为。控烟网络要继续加强协作，争取多方部门政策支持和各种形式的资助，一如既往地将控烟工作继续开展下去。

附　件

附件1　家庭户内调查对象的确定
——KISH 表法

KISH 表法（表 1）是在某家庭户中超过至少 1 名符合条件的调查对象时如何随机抽取 1 名成员作为调查对象的方法。KISH 表共有 8 张表格，A、B1、B2、C、D、E1、E2、F，见上面附件 1。本研究中即在抽取的每一家庭户中随机选取 1 名 18～69 岁家庭成员作为调查对象。通过举例说明使用 KISH 表法：

表1　KISH 表

表 A		表 B1	
18～69 岁成员人数	家庭成员编号	18～69 岁成员人数	家庭成员编号
1	1	1	1
2	1	2	1
3	1	3	1
4	1	4	1
5	1	5	2
6 或者以上	1	6 或者以上	2

表 B2		表 C	
18～69 岁成员人数	家庭成员编号	18～69 岁成员人数	家庭成员编号
1	1	1	1
2	1	2	1
3	1	3	2
4	2	4	2
5	2	5	3
6 或者以上	2	6 或者以上	3

表 D	
18～69 岁成员人数	家庭成员编号
1	1
2	2
3	2
4	3
5	4
6 或者以上	4

表 E1	
18～69 岁成员人数	家庭成员编号
1	1
2	2
3	3
4	3
5	3
6 或者以上	5

表 E2	
18～69 岁成员人数	家庭成员编号
1	1
2	2
3	3
4	4
5	5
6 或者以上	5

表 F	
18～69 岁成员人数	家庭成员编号
1	1
2	2
3	3
4	4
5	5
6 或者以上	6

（1）分配 KISH 表代码：先按随机的原则，为每 1 户被抽取的家庭户随机分配一个 KISH 表代码。假设事先随机分配给某家庭户（刘大强家）的 KISH 表代码是 E1（表 2）。

表 2　家庭户及其 KISH 表代码

调查户编号	户主姓名	住址	KISH 表代码
1	张三	教师村 5 号楼 1 单元 2 层 1 号	B1
2	李四	教师村 2 号楼 2 单元 4 层 2 号	F
3	刘大强	教师村 1 号楼 1 单元 2 层 2 号	E1
4	赵五	教师村 5 号楼 3 单元 4 层 1 号	A
……	……	……	……

（2）确定家庭成员：本研究中家庭成员即指共同生活的有血缘或无血缘关系的几个人形成的组合体。包括无正式户口，临时或长期居住、生活在一起的亲友及保姆。不包括临时在家玩的亲友，也不包括长期（＞半年）在外地学习或工作而不住在家中的亲属，以及虽然在外不超过半年，但目前在外地学习或工作，1个月内无法返家的亲属。

（3）填写调查表中的家庭成员基本信息：调查员收集调查户中所有符合家庭成员定义的成员信息，按照先男性，后女性，年龄从大到小依次排序。

（4）选择其中年龄在18～69岁的家庭成员，依次编号。年龄的计算统一以调查日期为界限，年满18周岁，未满70周岁的家庭成员均作为被选调查对象。

表3为刘大强家的家庭基本信息表，表中家庭成员的排列顺序是先男性，后女性，年龄从大到小。编号只针对18～69岁的家庭成员。在该家庭中，刘刚的年龄是2岁，所以不参与编号。

表3　家庭成员基本信息表

姓名	与户主的关系代码	性别 1＝男 2＝女	年龄	在家居住/生活时间	年龄是否为18～69岁 1＝是 0＝否	编号
刘大强	1	1	55	3	1	1
刘小强	3	1	28	3	1	2
刘　刚	5	1	2	3	0	
张　娟	2	2	52	3	1	3
李　梅	4	2	27	3	1	4
刘小娟	3	2	20	2	1	5

与户主的关系代码：1＝户主，2＝配偶，3＝儿子或女儿，4＝儿媳或女婿，5＝孙子女或外孙子女，6＝父母，7＝公婆/岳父母，8＝兄弟或姐妹，9＝祖/外祖父母，10＝其他亲属，11＝无亲属关系（朋友、服务人员、寄宿者、其他）。

（5）确定调查对象：该家庭户共有5人符合调查条件，分配给该家庭的KISH表为E1，见表4，即选择18～69岁成员人数中5对应的家庭成员编号为3的家庭成员作为调查对象，从表2中找到家庭成员编号为3的成员**张娟**即为调查对象。

表 4　家庭成员中调查对象的选取

表 E1	
18 ~ 69 岁成员人数	家庭成员编号
1	1
2	2
3	3
4	3
5	3
6 或者以上	5

附件2 中期效果评价城市（农村）
社区居民问卷调查表

被调查县名称＿＿＿＿＿＿＿＿＿＿＿＿　　　　编号 □

被调查村名称＿＿＿＿＿＿＿＿＿＿＿＿　　　　编号 □□

被调查户编号　　　　　　　　　　　　　　　　□□□□

被调查者姓名＿＿＿＿＿＿＿＿＿＿＿＿

被调查者住址＿＿＿＿＿＿＿＿＿＿＿＿

调查日期 □□□□ 年 □□ 月 □□ 日

调查开始时间 □□ 时 □□ 分

调查结束时间 □□ 时 □□ 分

全球控烟研究中国研究合作中心

中国医学科学院基础医学研究所

项目名称：烟草控制流行病学、监测和干预能力建设项目

项目总负责人：Jonathan Samet（约翰·霍普金斯大学）

中方项目负责人：杨功焕（中国协和医科大学/中国医学科学院）

资助单位：美国国立卫生院 Fogarty 国际中心

项目号#：RO1－HL－73699

家庭成员信息表

KISH 表代码_____　　家庭电话_____

姓名	性别 1＝男 2＝女	与户主的 关系代码	现在是 否吸烟	年龄	年龄是否 在 18～69 岁	编号	在确定的被调查 者一栏中打"√"

与户主的关系代码：1＝户主，2＝配偶，3＝儿子或女儿，4＝儿媳或女婿，5＝孙子女或外孙子女，6＝父母，7＝公婆/岳父母，8＝兄弟或姐妹，9＝祖/外祖父母，10＝其他亲属，11＝无亲属关系（朋友、服务人员、寄宿者、其他）。

现在是否吸烟代码：1＝是，2＝否。

年龄是否在18～69岁代码：1＝是，2＝否。

编号：只对年龄在 18～69 岁的家庭成员编号，编号顺序：先男性，后女性，同一性别中按照年龄从大到小排序。序号从 1 开始递增。

知情同意书

项目名称：烟草控制流行病学、监测和干预能力建设项目

项目负责人：杨功焕

说明：这份知情同意书向您介绍我们正在开展的调查工作的具体内容，请您**仔细**阅读。如果您对本调查有任何疑问，可以问调查员，然后再决定是否参与这个调查。即便您决定参与调查后，也可以在调查过程中随时提问。

调查目的：本次调查的目的是了解吸烟与被动吸烟（吸入其他人在吸香烟、雪茄或水烟等时呼出的烟雾）的暴露情况，吸烟和被动吸烟相关的知识、态度和行为以及您对有关控烟干预活动的知晓、理解和依从性。我们收集这些资料，是想知道开展一年控烟干预活动的效果。本调查是由 Fogarty 国际中心资助的，项目总负责人是美国约翰·霍普金斯大学 Jonathan Samet 教授，中国负责人是中国协和医科大学/中国医学科学院杨功焕教授。

调查程序：如果您本人同意参与这个调查，并已年满 18 周岁，我们将向您询问一些问题。问题内容包括您的年龄、就业情况、婚姻状况、教育程度。如果您吸烟，我们还将询问一些有关您的吸烟行为、与吸烟相关的知识、态度的问题。如果您不吸烟，我们将询问您被动吸烟的暴露情况，以及与被动吸烟相关的知识和态度。调查将持续半个小时左右，调查结果记录在调查问卷上，然后输入计算机数据库保存，您的姓名及地址信息将作为一个单独的文件与调查表分开保存。

风险和不良影响：参与这个调查不应该让你感到不舒服或不愉快。假如有什么问题使您不舒服或不愉快，您可以拒绝回答或退出调查。该调查没有什么风险。

收益和好处：您的参与有助于我们更深入的理解控烟干预活动引起的吸烟和被动吸烟的暴露情况的变化，这些宝贵的信息对我们发展更加有效的干预措施控制和预防吸烟及被动吸烟有很大的帮助。

保密性：我们采取保密措施保护您提供的信息，并使用统一编号来标明不同的调查问卷，而您的姓名及住址信息将与其他研究资料分开，妥善保存。

自愿性：您完全自愿参与这个调查的，因此您有权利在调查的任何阶段退出。如果您对此项调查有任何疑问，现在或以后都可以咨询调查负责人（联系方式见下文）。

调查联络人：如果您认为在参与调查过程中受到不公平的待遇或伤害，或者您对本次调查有任何疑问，您可以和调查负责人中国协和医科大学/中国医学科学院杨功焕教授联系（联系电话 010－65233678）或烟草控制流行病学、监测和干预能力建设项目办公室工作人员联系（联系电话：010－65233870，联系传真：010－65233678）。

您是否完全明白这个知情同意书？而且是否愿意参与这个调查？如果愿意，请您签名或盖章表示同意。

被调查者签字（或盖章）：

签字日期： □□□□ 年 □□ 月 □□ 日

调查员签字（或盖章）：

签字日期： □□□□ 年 □□ 月 □□ 日

请选择被调查者情况编号：

01. 完成调查
02. 被调查者拒绝调查
03. 被调查者因语言障碍，无法交谈
04. 被调查者因疾病，有精神或听说障碍，不能回答问题
05. 调查期间家中无人
06. 调查期间家中有人，调查员联系不到
07. 被调查者调查期间不在家
08. 被调查者调查期间在家，调查员联系不到
09. 无符合要求的调查对象
10. 其他原因中断调查＿＿＿＿＿＿
99. 不详

督导员签字（或盖章）：

签字日期： □□□□ 年 □□ 月 □□ 日

第一部分：人口学特征

1.01　您的出生日期：□□□□年□□月□□日

　　　（若为阴历，则月份加 1；若日期不清，则记录为 15 日。）

1.02　性别：

　　　1. 男性

　　　2. 女性

1.03　您的民族：

　　　1. 汉族

　　　2. 彝族

　　　3. 苗族

　　　4. 回族

　　　5. 其他_____

1.04　您的婚姻状况：

　　　1. 在婚

　　　2. 离异

　　　3. 丧偶

　　　4. 未婚

1.05　您的文化程度：

　　　1. 未上过学

　　　2. 扫盲班

　　　3. 小学

　　　4. 初中

　　　5. 高中

　　　6. 大专及大专以上

1.06　您目前的职业是：

　　　1. 国家机关及国有事业单位工作人员

　　　2. 专业技术人员

　　　3. 企业工人

　　　4. 商业服务业人员

　　　5. 医务人员

　　　6. 教育工作者

7. 交通运输业人员

8. 农渔牧业劳动者

9. 三资企业、民营企业及个体经营者

10. 学生

11. 无正式工作的临时工或无业人员

12. 料理家务

13. 离退休人员

88. 其他_____

1.07 您家每年收入（包括所有来源）是多少？

1. ＜2000 元

2. 2000～4999 元

3. 5000～9999 元

4. 10,000～49,999 元

5. 50,000 及以上

8. 不详

1.08 在 2006 年 4 月～2007 年 3 月份期间，您是：

1. 一直在家住

2. 多数时间在家住

3. 约一半时间在家住

4. 少数时间在家住

5. 不在家住

1.09 您大部分工作、劳动或学习时间是：

1. 在室内

2. 在室外（跳至第二部分）

3. 在室内和室外

4. 我没有工作或学习（跳至第二部分）

1.10 在您工作、劳动或学习的地方是否有禁止吸烟的规定？

1. 有，不能在室内任何区域吸烟

2. 有，只能在室内某些区域吸烟

3. 没有，任何地方都能吸烟

8. 不清楚

1.11 在过去的 1 年内，在您工作、劳动或学习的地方，经常，有时，还是从未有人在室内吸烟？

　　　　1．经常

　　　　2．有时

　　　　3．从未（跳至第二部分）

1.12　在过去的 1 年内，在您工作、劳动或学习的地方，经常，有时，还是从未有人对吸烟者劝阻？

　　　　1．经常

　　　　2．有时

　　　　3．从未

第二部分：吸烟行为

2.01　您是否吸过烟（哪怕只吸一两口）？

　　　　1．是

　　　　2．否（跳至第三部分）

2.02　您尝试第一口烟的年龄？

　　　　_____岁

　　　　888．不详

2.03　到目前为止您是否吸足了 100 支烟或 3 两烟叶？（注：5 包烟 = 100 支香烟）

　　　　1．是

　　　　2．否（跳至第三部分）

2.04　过去 30 天您是否吸烟？

　　　　1．每天吸

　　　　2．吸，但不是每天都吸

　　　　3．过去 30 天没有吸烟（跳至 2.22）

2.05　您什么时候开始每天吸烟的？

　　　　_____岁

　　　　1．从来没有每天吸烟

　　　　888．不详

2.06　您现在主要吸以下哪种烟？

　　　　1．过滤嘴香烟

　　　　2．无过滤嘴香烟

　　　　3．雪茄

　　　　4．旱烟或手卷烟（跳至 2.08）

5. 烟斗或水烟袋（跳至2.08）

6. 嚼烟（跳至2.08）

7. 其他_____

2.07 您每天吸多少烟？（完成后跳至2.09）

_____支/天

888. 没有天天吸烟

2.08 您通常每周吸多少两烟？

_____两/周

2.09 您早晨醒来后多长时间吸第一支烟？

1. 5分钟内

2. 6~30分钟内

3. 31~60分钟内

4. 一小时后

2.10 您现在平均每月吸烟花多少钱？

_____元/月

888. 不详

2.11 下面我将问您在以下地点的吸烟情况，您是经常，有时，还是从未在以下地点吸烟，还是从未去过该地点？

	地点	经常	有时	从未	未去过
2.11a	自己家	1	2	3	
2.11b	室内工作场所	1	2	3	4
2.11c	学校	1	2	3	4
2.11d	公交车或长途车/候车室	1	2	3	4
2.11e	医院、保健站/所	1	2	3	4
2.11f	商场	1	2	3	4
2.11g	饭馆、餐厅	1	2	3	4
2.11h	网吧、卡拉OK厅	1	2	3	4
2.11i	会议室	1	2	3	4

从不在家吸烟者跳至2.17

2.12　您在家里吸烟时，在下列情况下您是经常，有时，还是从不吸烟?

	地点	经常	有时	从不
2.12a	看电视的时候	1	2	3
2.12b	在饭桌上	1	2	3
2.12c	当着孩子的面（包括别人家的孩子）	1	2	3
2.12d	全家人在一起的时候	1	2	3
2.12e	招待客人的时候	1	2	3

2.13　您是经常、有时、还是从未**当着您家孩子** * **的面吸过烟**?

  1. 经常

  2. 有时

  3. 从未

  4. 我家没有孩子

2.14　过去 30 天中当您打算吸烟时，您家里人是经常、有时、还是从未阻止你点烟?

  1. 经常

  2. 有时

  3. 从未

2.15　过去 30 天中当您吸烟时，您家里人是经常、有时、还是从未劝你把烟熄灭?

  1. 经常

  2. 有时

  3. 从未

2.16　过去 30 天中当您吸烟时，您家里人是经常、有时、还是从未劝您去室外吸烟?

  1. 经常

  2. 有时

  3. 从未

  4. 我在家里室内不吸烟

2.17　过去 30 天中，您家里人是经常、有时、还是从未劝您戒烟?

  1. 经常

  2. 有时

注：孩子 * 指年龄小于 15 岁。

3．从未

2.18　您家里室内吸烟的情况是（包括来客人的时候）？

　　　　1．任何地方都不能吸

　　　　2．某些地方可以吸

　　　　3．没有限制，任何地方都能吸

2.19　过去一年内，是否有医生曾经劝您戒烟？

　　　　1．是

　　　　2．否

2.20　您是否打算戒烟？

　　　　1．是

　　　　2．否（跳至第四部分）

　　　　3．尚未考虑（跳至第四部分）

2.21　如果是，您打算什么时候开始戒烟？

　　　　1．一月内

　　　　2．1～6月内

　　　　3．6～12月内

　　　　4．一年以上

　　　跳至第四部分

2.22　您从什么时候起没有吸烟了？

　　　　☐☐☐☐年☐☐月

　　　　888．不详

2.23　您戒烟最主要的原因是（选一个答案）：

　　　　1．不喜欢身上的烟味

　　　　2．家里人希望如此

　　　　3．朋友/家人/同事戒烟了

　　　　4．给孩子作个好榜样

　　　　5．更合理支配开支

　　　　6．担心健康问题

　　　　7．已经患病

　　　　8．其他原因_____

请您回忆戒烟前您吸烟的一些情况，并回答以下问题。

2.24　您多大年龄开始每天吸烟的？

　　　　_____岁

77．从来没有每天吸烟

88．不详

2.25　您戒烟前主要吸以下哪种烟?

1．过滤嘴香烟

2．无过滤嘴香烟

3．雪茄

4．旱烟或手卷烟（跳至 2.27）

5．烟斗或水烟袋（跳至 2.27）

6．嚼烟（跳至 2.27）

8．其他_____

2.26　您戒烟前通常每天吸多少烟?（完成后跳至 2.28）

_____支/天

没有天天吸烟，填 0 支

2.27　您戒烟前通常每周吸多少两烟?　_____两/周

2.28　您戒烟前，通常早晨醒来后多长时间吸第一支烟?

1．5 分钟内

2．6～30 分钟内

3．3～60 分钟内

4．一小时后

2.29　您戒烟前平均每月吸烟花多少钱?

_____元/月

888．不详

第三部分：被动吸烟暴露

3.01　您是否经常吸入吸烟者呼出的烟雾（即被动吸烟）超过 15 分钟/天?

1．几乎每天

2．平均每周有 3 天以上

3．平均每周有 1～3 天

4．平均每周不到 1 天

5．没有

8．不清楚

3.02　在通常情况下，一周中有多少天吸烟者当着你的面吸烟?

_____天/周

77．没有（跳至 3.05）

88．不详

3.03 通常每天吸烟者有多长时间当着你的面吸烟？

　　　____小时____分钟/天

88．不详

3.04 下面我将问您吸烟者当着你的面吸烟的情况，他们是经常，有时，还是从未在以下地点当着你的面吸烟？还是你从未去过该地点？

地点		经常	有时	从未	未去过
3.04a	自己家	1	2	3	
3.04b	室内工作场所	1	2	3	4
3.04c	学校	1	2	3	4
3.04d	公交车或长途车/候车室	1	2	3	4
3.04e	医院、保健站/所	1	2	3	4

3.05 过去 30 天中，您家里人是否**当着您家孩子的面吸过烟？**

　　1．是

　　2．否

　　3．我家没有孩子

　　4．家里没有吸烟者（跳至 3.10）

3.06 过去 30 天中您家里人是否**当着您的面吸过烟**？

　　1．是

　　2．否（跳至 3.09）

3.07 过去 30 天中，你家里人**当着您的面吸烟时**，您是经常，有时，还是从未劝他/她不要吸？

　　1．经常

　　2．有时

　　3．从未

3.08 过去 30 天中，你家里人**当着您的面吸烟时**，您是经常，有时，还是从未劝他/她去室外吸？

　　1．经常

　　2．有时

　　3．从未

3.09 过去 **30 天**中，您是经常，有时，还是从未劝过您家里人戒烟？

　　1．经常

2. 有时

3. 从未

3.10 您家来客人时，您是经常，有时，还是从未向客人敬烟？

1. 经常

2. 有时

3. 从未

3.11 您家里室内吸烟的情况是（包括来客人的时候）？

1. 任何地方都不能吸

2. 某些地方可以吸

3. 没有限制，任何地方都能吸

第四部分：基本知识和认识

4.01 您是否认为以下说法正确？

	问题	是	否	不知道
4.01a	吸烟对健康有害	1	2	8
4.01b	被动吸烟对健康有害（被动吸烟是指有人当着您的面吸烟，您吸入吸烟者呼出的烟雾）	1	2	8
4.01c	被动吸烟的人更容易得心脏病	1	2	8
4.01d	丈夫是吸烟者的女性比其他女性更容易得肺癌	1	2	8
4.01e	和吸烟者生活的孩子更容易得哮喘或呼吸道疾病	1	2	8

4.02 您是否赞同以下观点？

	问题	非常赞同	赞同	无所谓	不赞同	非常不赞同
4.02a	吸烟者不应该当着别人的面吸烟	1	2	3	4	5
4.02b	吸烟者不应该在室内吸烟	1	2	3	4	5
4.02c	家里来客不应该敬烟	1	2	3	4	5

4.03 以下这些场所您认为应不应该禁止吸烟?

地点		应该完全禁烟	应该部分禁烟	不应该禁烟	不表态
4.03a	医院	1	2	3	8
4.03b	室内工作场所	1	2	3	8
4.03c	学校	1	2	3	8
4.03d	公交车或长途车/候车室	1	2	3	8
4.03e	商场	1	2	3	8
4.03f	饭馆、餐厅	1	2	3	8
4.03g	网吧、卡拉 OK 厅	1	2	3	8
4.03h	会议室	1	2	3	8

4.04 您是否赞同在公共场所（如医院，学校，电影院等）禁止吸烟来保护不吸烟者的健康?
   1. 非常赞成
   2. 赞成
   3. 无所谓
   4. 不赞成
   5. 非常不赞成

4.05 您认为医生应不应该吸烟?
   1. 任何时间都不应该
   2. 工作时间不应该
   3. 任何时间都应该可以
   8. 不知道

4.06 您认为教师应不应该吸烟?
   1. 任何时间都不应该
   2. 工作时间不应该
   3. 任何时间都应该可以
   8. 不知道

4.07 你是否赞成禁止向未成年人（<18 岁）售（卖）烟?
   1. 非常赞成

2．赞成

3．无所谓

4．不赞成

5．非常不赞成

4.08 你是否赞成应该禁止所有香烟广告？

1．非常赞成

2．赞成

3．无所谓

4．不赞成

5．非常不赞成

4.09 您是否听说过"世界无烟日"？

1．是

2．否

8．不详

第五部分：全县控烟干预活动开展情况

5.01 您知道本县（市）公共场所禁止吸烟的规定吗？

1．知道

2．不知道（跳至5.04）

5.02 您通过什么途径知道控烟规定的？（可多选）

1．电视

2．报纸

3．宣传手册

4．各种标语

5．宣传人员

6．网络

7．杂志

8．其他（请注明）_____

5.03 您知道规定中禁止吸烟的公共场所有哪些？

地点		是	否	不知道
5.03a	医院	1	2	3
5.03b	室内工作场所	1	2	3

5.03c	学校	1	2	3
5.03d	公交车或长途车/候车室	1	2	3
5.03e	商场	1	2	3
5.03f	饭馆、餐厅	1	2	3
5.03g	网吧、卡拉OK厅	1	2	3
5.03h	会议室	1	2	3

5.04　最近一年您在以下场所见过人们吸烟吗?

	地点	经常	有时	没有	没注意	未去过
5.04a	医院	1	2	3	4	8
5.04b	室内工作场所	1	2	3	4	8
5.04c	学校	1	2	3	4	8
5.04d	公交车或长途车/候车室	1	2	3	4	8
5.04e	商场	1	2	3	4	8
5.04f	饭馆、餐厅	1	2	3	4	8
5.04g	网吧、卡拉OK厅	1	2	3	4	8
5.04h	会议室	1	2	3	4	8

5.05　最近一年您在以下场所见过有人对吸烟者进行劝阻吗?

	地点	经常	有时	没有	没注意	未去过
5.05a	医院	1	2	3	4	8
5.05b	室内工作场所	1	2	3	4	8
5.05c	学校	1	2	3	4	8
5.05d	公交车或长途车/候车室	1	2	3	4	8
5.05e	商场	1	2	3	4	8
5.05f	饭馆、餐厅	1	2	3	4	8
5.05g	网吧、卡拉OK厅	1	2	3	4	8
5.05h	会议室	1	2	3	4	8

5.06　在过去一年,您是否在电视上看到过控烟公益广告?

　　1.　经常看到

2. 有时看到

3. 从未看到（跳到 5.08）

4. 不清楚（跳到 5.08）

8. 我不看电视（跳至 5.10）

5.07 公益广告的内容有：（可多选）

1. 吸烟危害健康

2. 被动吸烟危害健康

3. 不在公共场所吸烟

4. 不在室内吸烟

5. 不当着别人的面吸烟

6. 家里来客不敬烟

7. 其他（请注明）＿＿＿＿

8. 不清楚

5.08 在过去一年，您在电视上看到过控烟新闻报道吗？

1. 经常看到

2. 有时看到

3. 从未看到（跳至 5.10）

8. 不清楚（跳至 5.10）

5.09 宣传的内容有：（以下可以多选）

1. 吸烟和被动吸烟的流行情况

2. 吸烟危害健康

3. 被动吸烟危害健康

4. 戒烟的方法

5. 不在公共场所吸烟

6. 不在室内吸烟

7. 不当着别人的面吸烟

8. 家里来客不敬烟

77. 其他（请注明）＿＿＿＿

88. 不清楚

5.10 在 5 月 31 日前后，您是否通过以下形式看到或听到了有关控制吸烟的宣传？

	宣传形式	是	否	不清楚
5.10a	电视	1	2	8
5.10b	广播	1	2	8
5.10c	互联网	1	2	8
5.10d	宣传栏/宣传画	1	2	8
5.10e	报纸/杂志	1	2	8
5.10f	宣传单/宣传册	1	2	8
5.10g	标语	1	2	8
5.10h	控烟人员宣传	1	2	8
5.10i	其他_____			

5.10 均回答否或者不清楚的跳到 5.12 题

5.11　在 5 月 31 日前后，宣传的内容有：（以下可以多选）

  1. 吸烟和被动吸烟的流行情况

  2. 吸烟危害健康

  3. 被动吸烟危害健康

  4. 戒烟的方法

  5. 不在公共场所吸烟

  6. 不在室内吸烟

  7. 不当着别人的面吸烟

  8. 家里来客不敬烟

  77. 其他（请注明）_____

  88. 不清楚

5.12　在 2007 年春节前后，您是否通过以下形式看到或听到了有关控制吸烟的宣传？

	宣传形式	是	否	不清楚
5.12a	电视	1	2	8
5.12b	广播	1	2	8
5.12c	互联网	1	2	8
5.12d	宣传栏/宣传画	1	2	8
5.12e	报纸/杂志	1	2	8
5.12f	宣传单/宣传册	1	2	8

5.12g	标语	1	2	8
5.12h	控烟人员宣传	1	2	8
5.12i	短信/电话	1	2	8
5.12j	其他_____	1	2	8

5.12 均回答否或不清楚的跳到第六部分

5.13　在春节期间，宣传的内容有：（以下可以多选）

    1. 吸烟危害健康

    2. 被动吸烟危害健康

    3. 戒烟的方法

    4. 不在公共场所吸烟

    5. 不在室内吸烟

    6. 不当着别人的面吸烟

    7. 家里来客不敬烟

    77. 其他（请注明）_____

    88. 不清楚

第六部分：社区控烟干预活动开展情况

6.01　您知道"无烟家庭"吗？

    1. 知道

    2. 不知道（跳至6.04）

6.02　您是通过什么途径知道的？（可多选）

    1. 无烟家庭评奖活动

    2. 控烟工作人员/周围邻居告知

    3. 标语/宣传栏

    4. 广播

    8. 其他（请注明）_____

6.03　您知道无烟家庭的标准有哪些吗？（可多选）

    1. 家里吸烟者不当着别人的面吸烟

    2. 家里吸烟者不在室内吸烟

    3. 家里来客不敬烟

    8. 不清楚

6.04　在过去一年，您是否在您居住的小区（村）看到或听到了以下有关控制吸烟的宣传？

	宣传形式	是	否	不清楚
6.04a	宣传栏/宣传画	1	2	8
6.04b	报纸/杂志	1	2	8
6.04c	宣传单/宣传册	1	2	8
6.04d	标语	1	2	8
6.04e	控烟人员宣传	1	2	8
6.04f	广播	1	2	8
6.04g	无烟家庭等评选奖励活动	1	2	8
6.04h	其他_____			

6.04 均回答否或不清楚的跳到 6.06 题

6.05　宣传的控烟内容有：（可多选）

　　　　1. 我国吸烟和被动吸烟的基本情况

　　　　2. 吸烟危害健康

　　　　3. 被动吸烟危害健康

　　　　4. 戒烟的方法

　　　　5. 不在公共场所吸烟

　　　　6. 不在室内吸烟

　　　　7. 不当着别人的面吸烟

　　　　8. 家里来客不敬烟

　　　77. 其他（请注明）_____

　　　88. 不清楚

6.06　您家室内吸烟符合下列哪种情况（包括来客人的时候）?

　　　　1. 没有限制，任何地方都可以吸

　　　　2. 某些地方可以吸

　　　　3. 任何地方都不可以吸烟

谢谢您的参与!

调查员评价：

7.01　被调查对象合作程度：

　　　　1. 完全配合

　　　　2. 基本配合

　　　　3. 不大配合

4. 完全不配合

7.02 被调查对象对问卷内容理解程度：

1. 完全理解 （＞90%）

2. 大部分理解 （＞60%）

3. 部分理解 （50%左右）

4. 不理解 （＜40%）

调查员评价

附件3 中期效果调查医院职工问卷调查表

被调查县名称＿＿＿＿＿＿＿＿＿＿＿＿＿＿＿＿　　　　编号　　□

被调查医院名称＿＿＿＿＿＿＿＿＿＿＿＿＿＿＿　　　编号　　□

被调查者姓名＿＿＿＿＿＿＿＿＿＿＿＿＿＿＿

调查日期□□□□年□□月□□日

调查开始时间□□时□□分

调查结束时间□□时□□分

全球控烟研究中国研究合作中心

中国医学科学院基础医学研究所

项目名称：烟草控制流行病学、监测和干预能力建设项目

项目总负责人：Jonathan Samet（约翰·霍普金斯大学）

中方项目负责人：杨功焕（中国协和医科大学/中国医学科学院）

资助单位：美国国立卫生院 Fogarty 国际中心

项目号#：RO1 – HL – 73699

您是否完全明白这个知情同意书？而且是否愿意参与这个调查？如果愿意，请您签名或盖章表示同意。

被调查者签字（或盖章）：_____

签字日期：□□□□年□□月□□日

调查员签字（或盖章）：

签字日期：□□□□年□□月□□日

请选择被调查者情况编号：

01. 完成调查
02. 被调查者拒绝调查
03. 被调查者调查期间不在单位
04. 被调查者调查期间在单位，调查员联系不到
05. 其他原因中断调查_____
99. 不详

督导员签字（或盖章）：

签字日期：□□□□年□□月□□日

第一部分：人口学特征

1.01　您的出生日期：☐☐☐☐年☐☐月☐☐日

（若为阴历，则月份加1；若日期不清，则记录为15日。）

1.02　性别：

　　　1．男性

　　　2．女性

1.03　您的民族：

　　　1．汉族

　　　2．彝族

　　　3．苗族

　　　4．回族

　　　8．其他_____

1.04　您的婚姻状况：

　　　1．在婚

　　　2．离异

　　　3．丧偶

　　　4．未婚

1.05　您的文化程度：

　　　1．未上过学

　　　2．扫盲班

　　　3．小学

　　　4．初中

　　　5．高中

　　　6．大专及大专以上

1.06　您目前的工作岗位是：

　　　1．临床

　　　2．护理

　　　3．医技

　　　4．后勤

　　　5．行政

　　　8．其他_____

1.07　您是否与患者接触？

　　　　1．是

　　　　2．否

1.08　您家里每年收入（包括所有来源）是多少？

　　　　1．＜2000 元

　　　　2．2000～4999 元

　　　　3．5000～9999 元

　　　　4．10,000～49,999 元

　　　　5．50,000 及以上

　　　　8．不详

1.09　在 2006 年 4 月～2007 年 3 月份期间，您是否在本单位工作？

　　　　1．全部时间都在

　　　　2．多数时间在

　　　　3．约一半时间在

　　　　4．少数时间在

　　　　5．不在

第二部分：吸烟行为

2.01　您是否吸过烟（哪怕只吸一两口）？

　　　　1．是

　　　　2．否（跳至第三部分）

2.02　您尝试第一口烟的年龄？

　　　　＿＿＿＿岁

　　　　888．不清楚

2.03　到目前为止您是否吸足了 100 支烟或 3 两烟叶？（注：5 包烟 = 100 支香烟）

　　　　1．是

　　　　2．否（跳至第三部分）

2.04　过去 30 天您是否吸烟？

　　　　1．每天吸

　　　　2．吸，但不是每天都吸

　　　　3．过去 30 天没有吸烟（跳至 2.26）

2.05　您什么时候开始每天吸烟的？

_____岁

1. 从来没有每天吸烟

888. 不清楚

2.06 您现在主要吸以下哪种烟?

1. 过滤嘴香烟

2. 无过滤嘴香烟

3. 雪茄

4. 旱烟或手卷烟（跳至2.08）

5. 烟斗或水烟袋（跳至2.08）

6. 嚼烟（跳至2.08）

7. 其他_____

2.07 您通常每天吸多少烟?（完成后跳至2.09）

_____支/天

888. 没有每天吸烟

2.08 您通常每周吸多少两烟?

□□．□两/周

2.09 您早晨醒来后多长时间吸第一支烟?

1. 5分钟内

2. 6~30分钟内

3. 31~60分钟内

4. 一小时后

2.10 您现在平均每月吸烟花多少钱?

□□□□．□元/月

888. 不详

2.11 下面我将问您在以下地点的吸烟情况，您是经常，有时，还是从未在以下地点吸烟，还是从未去过该地点?

地点		经常	有时	从未	未去过
2.11a	自己家	1	2	3	
2.11b	工作单位	1	2	3	4
2.11c	学校	1	2	3	4
2.11d	公交车或长途车/候车室	1	2	3	4
2.11e	商场	1	2	3	4

2.11f	饭馆、餐厅	1	2	3	4
2.11g	网吧、卡拉 OK 厅	1	2	3	4
2.11f	会议室	1	2	3	4

回答在工作单位从未吸烟者跳至 2.21

2.12　您在医院里室内吸烟的情况是：
　　　　1. 室内任何区域都可以吸
　　　　2. 只在室内某些区域吸
　　　　3. 只在室外（包括露天、阳台）吸

2.13　在下列时间您是经常，有时，还是从不吸烟？

	时间	经常	有时	从不
2.13a	诊治病人的时候	1	2	3
2.13b	在办公室工作的时候	1	2	3
2.13c	开会的时候	1	2	3
2.13d	休息的时候	1	2	3
2.13e	其他_____	1	2	3

2.14　在医院下列地点，您是经常、有时还是从不吸烟？

	地点	经常	有时	从不
2.14a	室外露天/阳台	1	2	3
2.14b	门诊诊疗室	1	2	3
2.14c	病房	1	2	3
2.14d	办公室	1	2	3
2.14e	大厅、走廊内	1	2	3
2.14f	厕所	1	2	3
2.14g	会议室	1	2	3
2.14h	休息室	1	2	3
2.14i	其他_____	1	2	3

2.15　过去 30 天中，您是经常、有时、还是从不当着患者/家属的面吸烟？
　　　　1. 经常
　　　　2. 有时
　　　　3. 从不

2.16　过去 30 天中，您是经常、有时、还是从不当着同事的面吸烟？

　　　　1. 经常

　　　　2. 有时

　　　　3. 从不（跳到 2.20）

2.17　过去 30 天中，当您打算吸烟时，您的同事是经常、有时、还是从未阻止你点烟？

　　　　1. 经常

　　　　2. 有时

　　　　3. 从未

2.18　过去 30 天中当您吸烟时，您的同事是经常、有时、还是从未劝你把烟熄灭？

　　　　1. 经常

　　　　2. 有时

　　　　3. 从未

2.19　过去 30 天中，当您吸烟时，您的同事是经常、有时、还是从未劝您去室外吸烟？

　　　　1. 经常

　　　　2. 有时

　　　　3. 从未

　　　　4. 我在医院室内不吸烟

2.20　过去 30 天中，您的同事是经常、有时、还是从未劝您戒烟？

　　　　1. 经常

　　　　2. 有时

　　　　3. 从未

2.21　过去 30 天中，您在单位是经常、有时、还是从未给别人敬烟？

　　　　1. 经常

　　　　2. 有时

　　　　3. 从未

2.22　过去 30 天中，您在单位是经常、有时、还是从未接受同事敬烟？

　　　　1. 经常

　　　　2. 有时

　　　　3. 从未

2.23　过去 30 天中，您在单位是经常、有时、还是从未接受患者或患者家属的敬烟？

     1. 经常

     2. 有时

     3. 从未

     4. 没有接触患者或者患者家属

2.24 您是否打算戒烟？

     1. 是

     2. 否（跳至第四部分）

     3. 尚未考虑（跳至第四部分）

2.25 如果是，您打算什么时候戒烟？

     1. 一月内

     2. 1~6 月内

     3. 7~12 月内

     4. 一年以上

    跳至第四部分

2.26 您从什么时候起开始不吸烟了？

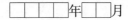　年　　月

     888. 不详

2.27 您戒烟**最**主要的原因是（选一个答案）：

     1. 不喜欢身上的烟味

     2. 家里人希望如此

     3. 朋友/家人/同事戒烟了

     4. 给孩子作个好榜样

     5. 更合理支配开支

     6. 担心健康问题

     7. 已经患病

     8. 其他原因_____

    请您回忆戒烟前您吸烟的一些情况，并回答以下问题。

2.28 您多大年龄开始每天吸烟的？

     _____岁

     777. 从来没有每天吸烟

     888. 不清楚

2.29 您戒烟前主要吸以下哪种烟？

     1. 过滤嘴香烟

2. 无过滤嘴香烟

3. 雪茄

4. 旱烟或手卷烟（跳至 2.31）

5. 烟斗或水烟袋（跳至 2.31）

6. 嚼烟（跳至 2.31）

7. 其他_____

2.30 您戒烟前通常每天吸多少烟？（完成后跳至 2.32）

　　□□支/天

　　888. 没有天天吸烟

2.31 您戒烟前通常每周吸多少两烟？

　　□□. □两/周

2.32 您戒烟前，通常早晨醒来后多长时间吸第一支烟？

1. 5 分钟内

2. 6 ~ 30 分钟内

3. 31 ~ 60 分钟内

4. 一小时后

2.33 您戒烟前平均每月吸烟花多少钱？

　　□□□□. □元/月

　　888. 不详

第三部分：被动吸烟暴露

3.01 您是否经常吸入吸烟者呼出的烟雾（即被动吸烟）超过 15 分钟/天？

1. 几乎每天

2. 平均每周有 3 天以上

3. 平均每周有 1 ~ 3 天

4. 平均每周不到 1 天

5. 没有

8. 不清楚

3.02 在通常情况下，一周中有多少天吸烟者当着你的面吸烟？

　　_____天/周

　　77. 没有（跳至 3.05）

　　88. 不详

3.03 通常每天吸烟者有多长时间当着你的面吸烟？

　　　　　_____小时_____分钟/天

　　　　88. 不详

3.04　下面我将问您吸烟者当着你的面吸烟的情况，他们是经常，有时，还是从未在以下地点当着你的面吸烟？还是你从未去过该地点？

	地点	经常	有时	从未	未去过
3.04a	自己家	1	2	3	
3.04b	工作单位	1	2	3	4
3.04c	学校	1	2	3	4
3.04d	公交车或长途车/候车室	1	2	3	4
3.04e	商场	1	2	3	4
3.04f	饭馆、餐厅	1	2	3	4
3.04g	网吧、卡拉 OK 厅	1	2	3	4
3.04h	会议室	1	2	3	4

3.05　您同事在医院室内的吸烟情况是：

　　　1. 室内任何区域都可以吸

　　　2. 只在室内某些区域吸

　　　3. 只在室外（包括露天、阳台）吸

3.06　在下列情况下您的同事是经常，有时，还是从不吸烟？

	情况	经常	有时	从不
3.06a	诊治病人的时候	1	2	3
3.06b	在办公室工作的时候	1	2	3
3.06c	休息的时候	1	2	3
3.06d	开会的时候	1	2	3
3.06e	其他_____	1	2	3

3.07　您的同事是经常，有时，还是从未在以下地点吸烟？

	地点	经常	有时	从不
3.07a	室外露天/阳台	1	2	3
3.07b	门诊诊疗室	1	2	3
3.07c	病房	1	2	3
3.07d	办公室	1	2	3

3.07e	大厅、走廊内	1	2	3
3.07f	会议室内	1	2	3
3.07g	休息室	1	2	3
3.07h	其他_____	1	2	3

3.08　过去 30 天您的同事是经常，有时，还是从未**当着患者或者患者家属的面吸过烟**？

    1. 经常

    2. 有时

    3. 从未

3.09　过去 30 天，您的同事是经常，有时，还是从未**当着您的面吸烟**？

    1. 经常

    2. 有时

    3. 从未（跳至 3.12 题）

3.10　过去 30 天中，您的同事**当着您的面吸烟时**，您是经常，有时，还是从未劝他/她不要吸？

    1. 经常

    2. 有时

    3. 从不

3.11　过去 **30 天**中，你的同事**当着您的面吸烟时**，您是经常，有时，还是从未劝他/她去室外吸？

    1. 经常

    2. 有时

    3. 从不

3.12　过去 **30 天**中，您是经常，有时，还是从未劝过您同事戒烟？

    1. 经常

    2. 有时

    3. 从不

3.13　过去 30 天中，您在单位是经常、有时、还是从未给别人敬烟？

    1. 经常

    2. 有时

    3. 从未

3.14　过去 30 天中，您在单位是经常、有时、还是从未接受同事敬烟？

    1. 经常

　　　　2．有时

　　　　3．从未

3.15　过去 30 天中，您在单位是经常、有时、还是从未接受患者或患者家属的敬烟?

　　　　1．经常

　　　　2．有时

　　　　3．从未

　　　　4．没有接触患者或患者家属

第四部分：基本知识和认识

4.01　您是否认为以下说法正确?

	问题	是	否	不知道
4.01a	吸烟对健康有害	1	2	8
4.01b	被动吸烟对健康有害	1	2	8
4.01c	被动吸烟的人更容易得心脏病	1	2	8
4.01d	丈夫是吸烟者的女性比其他女性更容易得肺癌	1	2	8
4.01e	和吸烟者生活的孩子更容易得哮喘或呼吸道疾病	1	2	8

4.02　您是否赞同以下观点?

	问题	非常赞同	赞同	无所谓	不赞同	非常不赞同
4.02a	吸烟者不应该当着别人的面吸烟	1	2	3	4	5
4.02b	吸烟者不应该在室内吸烟	1	2	3	4	5
4.02c	家里来客不应该敬烟	1	2	3	4	5

4.03　以下这些场所您认为应不应该禁止吸烟?

地点	应该完全禁烟	应该部分禁烟	不应该禁烟	不表态
4.03a　医院	1	2	3	8
4.03b　工作场所	1	2	3	8
4.03c　学校	1	2	3	8
4.03d　公交车或长途车/候车室	1	2	3	8
4.03e　商场	1	2	3	8
4.03f　饭馆、餐厅	1	2	3	8
4.03g　卡拉 OK 厅	1	2	3	8
4.03h　会议室	1	2	3	8

4.04　您是否赞同在公共场所（如医院，学校，电影院等）禁止吸烟来保护不吸烟者的健康？

    1. 非常赞成

    2. 赞成

    3. 无所谓

    4. 不赞成

    5. 非常不赞成

4.05　您认为医生应不应该吸烟？

    1. 任何时间都不应该

    2. 工作时间不应该

    3. 任何时间都应该可以

    8. 不知道

4.06　您认为教师应不应该吸烟？

    1. 任何时间都不应该

    2. 工作时间不应该

    3. 任何时间都应该可以

    8. 不知道

4.07　你是否赞成禁止向未成年人（<18 岁）售（卖）烟？

    1. 非常赞成

    2. 赞成

    3. 无所谓

  4．不赞成

  5．非常不赞成

4.08 你是否赞成应该禁止所有香烟广告？

  1．非常赞成

  2．赞成

  3．无所谓

  4．不赞成

  5．非常不赞成

4.09 您是否听说过"世界无烟日"？

  1．是

  2．否

  8．不详

第五部分：全县控烟干预活动开展情况

5.01 您知道本县（市）公共场所禁止吸烟的规定吗？

  1．知道

  2．不知道（跳至5.04）

5.02 您通过什么途径知道控烟规定的？（可多选）

  1．电视

  2．报纸

  3．宣传手册

  4．各种标语

  5．宣传人员

  6．网络

  7．杂志

  8．其他（请注明）＿＿＿＿＿

5.03 您知道规定中禁止吸烟的公共场所有哪些？

	地点	是	否	不知道
5.03a	医院	1	2	3
5.03b	室内工作场所	1	2	3
5.03c	学校	1	2	3
5.03d	公交车或长途车/候车室	1	2	3

5.03e	商场		1	2	3
5.03f	饭馆、餐厅		1	2	3
5.03g	网吧、卡拉 OK 厅		1	2	3
5.03h	会议室		1	2	3

5.04　最近一年您在以下场所见过人们吸烟吗？

	地点	经常	有时	没有	没注意	未去过
5.04a	医院	1	2	3	4	8
5.04b	室内工作场所	1	2	3	4	8
5.04c	学校	1	2	3	4	8
5.04d	公交车或长途车/候车室	1	2	3	4	8
5.04e	商场	1	2	3	4	8
5.04f	饭馆、餐厅	1	2	3	4	8
5.04g	网吧、卡拉 OK 厅	1	2	3	4	8
5.04h	会议室	1	2	3	4	8

5.05　最近一年您在以下场所见过有人对吸烟者进行劝阻吗？

	地点	经常	有时	没有	没注意	未去过
5.05a	医院	1	2	3	4	8
5.05b	室内工作场所	1	2	3	4	8
5.05c	学校	1	2	3	4	8
5.05d	公交车或长途车/候车室	1	2	3	4	8
5.05e	商场	1	2	3	4	8
5.05f	饭馆、餐厅	1	2	3	4	8
5.05g	网吧、卡拉 OK 厅	1	2	3	4	8
5.05h	会议室	1	2	3	4	8

5.06　在过去一年，您是否在电视上看到过控烟公益广告？

　　1. 经常看到

　　2. 有时看到

　　3. 从未看到（跳到 5.08）

　　4. 不清楚（跳到 5.08）

8．我不看电视（跳至 5.10）

5.07　公益广告的内容有：（可多选）

　　　1．吸烟危害健康

　　　2．被动吸烟危害健康

　　　3．不在公共场所吸烟

　　　4．不在室内吸烟

　　　5．不当着别人的面吸烟

　　　6．家里来客不敬烟

　　　7．其他（请注明）＿＿＿＿

　　　8．不清楚

5.08　在过去一年，您在电视上看到过控烟新闻报道吗？

　　　1．经常看到

　　　2．有时看到

　　　3．从未看到（跳至 5.10）

　　　8．不清楚（跳至 5.10）

5.09　宣传的内容有：（可多选）

　　　1．吸烟和被动吸烟的流行情况

　　　2．吸烟危害健康

　　　3．被动吸烟危害健康

　　　4．戒烟的方法

　　　5．不在公共场所吸烟

　　　6．不在室内吸烟

　　　7．不当着别人的面吸烟

　　　8．家里来客不敬烟

　　　77．其他（请注明）＿＿＿＿

　　　88．不清楚

5.10　在 5 月 31 日前后，您是否通过以下形式看到或听到了有关控制吸烟的宣传？

宣传形式		是	否	不清楚
5.10a	电视	1	2	8
5.10b	广播	1	2	8
5.10c	互联网	1	2	8

5.10d	宣传栏/宣传画	1	2	8
5.10e	报纸/杂志	1	2	8
5.10f	宣传单/宣传册	1	2	8
5.10g	标语	1	2	8
5.10h	控烟人员宣传	1	2	8
5.10i	其他			

5.10 均回答否或者不清楚的跳到 5.12 题

5.11　在5月31日前后，宣传的内容有（可多选）

   1. 吸烟和被动吸烟的流行情况

   2. 吸烟危害健康

   3. 被动吸烟危害健康

   4. 戒烟的方法

   5. 不在公共场所吸烟

   6. 不在室内吸烟

   7. 不当着别人的面吸烟

   8. 家里来客不敬烟

  77. 其他（请注明）_____

  88. 不清楚

5.12　在2007年春节前后，您是否通过以下形式看到或听到了有关控制吸烟的宣传？

	宣传形式	是	否	不清楚
5.12a	电视	1	2	8
5.12b	广播	1	2	8
5.12c	互联网	1	2	8
5.12d	宣传栏/宣传画	1	2	8
5.12e	报纸/杂志	1	2	8
5.12f	宣传单/宣传册	1	2	8
5.12g	标语	1	2	8
5.12h	控烟人员宣传	1	2	8
5.12i	短信/电话	1	2	8
5.12j	其他_____	1	2	8

5.12 均回答否或不清楚的跳到第六部分

5.13 在春节期间，宣传的内容有：（可多选）

    1. 吸烟危害健康

    2. 被动吸烟危害健康

    3. 戒烟的方法

    4. 不在公共场所吸烟

    5. 不在室内吸烟

    6. 不当着别人的面吸烟

    7. 家里来客不敬烟

    77. 其他（请注明）：_____

    88. 不清楚

第六部分：医院控烟干预活动开展情况

6.01 您是否知道医院有控制吸烟的规定？

    1. 是

    2. 否（跳至6.04）

6.02 您是通过什么途径知道医院有控烟规定的？（可多选）

    1. 会议

    2. 张贴或下发到各科室的控烟文件

    3. 医院控烟工作人员/同事告知

    4. 标语/宣传栏

    8. 其他（请注明）_____

6.03 您知道规定中的内容有哪些吗？（可多选）

	规定内容	是	否	不清楚
6.03a	任何人不能在医院室内任何区域吸烟	1	2	8
6.03b	医务人员在上班时间不吸烟	1	2	8
6.03c	医务人员不接受敬烟	1	2	8
6.03d	医务人员有责任对室内吸烟的患者或家属进行劝阻	1	2	8
6.03e	医务人员有义务向病人宣传控烟知识	1	2	8

6.03f	医院对各科室控烟情况进行检查	1	2	8
6.03g	医院对违反规定的人员进行教育乃至罚款	1	2	8
6.03h	其他_____			

6.04 在过去30天，在医院里您是经常、有时、还是从未看到有人在室内吸烟？

　　1. 经常

　　2. 有时

　　3. 从未（跳至6.06）

6.05 过去30天，医院有人在室内吸烟时，您是经常，有时，还是从未看到有人对他进行劝阻？

　　1. 经常

　　2. 有时

　　3. 从未

6.06 在过去30天中，您是经常、有时、还是从未看到患者或者患者家属吸烟？

　　1. 经常

　　2. 有时

　　3. 从未（跳至6.09）

6.07 在过去30天中，您在以下地点见过患者或者患者家属吸烟吗？

	地点	经常	有时	从不
6.07a	室外露天/阳台	1	2	3
6.07b	候诊室	1	2	3
6.07c	病房	1	2	3
6.07d	大厅、走廊内（包括门诊和病房楼）	1	2	3
6.07e	厕所	1	2	3
6.07f	其他_____	1	2	3

6.08 过去30天，您是经常、有时、还是从未对吸烟的患者或者家属进行劝阻？

　　1. 经常

　　2. 有时

      3. 从未

6.09 过去 30 天中，您是经常、有时、还是从未主动询问患者是否吸烟？

      1. 经常

      2. 有时

      3. 从未

      4. 我不接触患者（跳到 6.15）

6.10 过去 30 天中，您是经常、有时、还是从未向患者讲过吸烟的危害？

      1. 经常

      2. 有时

      3. 从未

6.11 过去 30 天中，您是经常、有时、还是从未建议吸烟的患者戒烟？

      1. 经常

      2. 有时

      3. 从未

6.12 过去 30 天中，您是经常、有时、还是从未向吸烟的患者提供过戒烟方面的指导？

      1. 经常

      2. 有时

      3. 从未

6.13 过去 30 天中，您是经常、有时、还是从未向患者讲过被动吸烟的危害？

      1. 经常

      2. 有时

      3. 从未

6.14 过去 30 天中，您是经常、有时、还是从未向患者讲过如何避免被动吸烟的危害？

      1. 经常

      2. 有时

      3. 从未

6.15 在过去一年，您是否在医院内看到或听到了以下有关控制吸烟的宣传？

	宣传形式	是	否	不清楚
6.15a	会议宣传	1	2	8
6.15b	控烟人员宣传	1	2	8
6.15c	无烟科室评比	1	2	8
6.15d	宣传单/宣传册/倡议书	1	2	8
6.15e	标语	1	2	8
6.15f	宣传栏/宣传画	1	2	8
6.15g	短信/电话	1	2	8
6.15h	其他_____	1	2	8

6.16 在过去一年，医院宣传的内容有：

	宣传形式	是	否	不清楚
6.16a	吸烟和被动吸烟的流行情况	1	2	8
6.16b	吸烟危害健康	1	2	8
6.16c	医务人员不接受敬烟	1	2	8
6.16d	医务人员有责任对室内吸烟的患者或家属进行劝阻	1	2	8
6.16e	医务人员有义务向病人宣传控烟知识	1	2	8
6.16f	医院对各科室控烟情况进行检查	1	2	8
6.16g	医院对违反规定的人员进行教育乃至罚款	1	2	8
6.16h	其他_____	1	2	8

谢谢您的参与！

附件4 中期效果调查学校教师问卷调查表

被调查县名称_____　　　　编号　□

被调查学校名称_____　　　　编号　□

被调查者姓名_____

调查日期 □□□□ 年 □□ 月 □□ 日

调查开始时间 □□ 时 □□ 分

调查结束时间 □□ 时 □□ 分

全球控烟研究中国研究合作中心

中国医学科学院基础医学研究所

项目名称：烟草控制流行病学、监测和干预能力建设项目

项目总负责人：Jonathan Samet（约翰·霍普金斯大学）

中方项目负责人：杨功焕（中国协和医科大学/中国医学科学院）

资助单位：美国国立卫生院 Fogarty 国际中心

项目号#：RO1 – HL – 73699

您是否完全明白这个知情同意书？而且是否愿意参与这个调查？如果愿意，请您签名或盖章表示同意。

被调查者签字（或盖章）：_____

签字日期：☐☐☐☐年☐☐月☐☐日

调查员签字（或盖章）：

签字日期：☐☐☐☐年☐☐月☐☐日

请选择被调查者情况编号：

01. 完成调查
02. 被调查者拒绝调查
03. 被调查者调查期间不在单位
04. 被调查者调查期间在单位，调查员联系不到
05. 其他原因中断调查_____
99. 不详

督导员签字（或盖章）：

签字日期：☐☐☐☐年☐☐月☐☐日

第一部分：　人口学特征

1.01　您的出生日期：□□□□年□□月□□日

（若为阴历，则月份加1；若日期不清，则记录为15日。）

1.02　性别：
　　　　1.　男性
　　　　2.　女性

1.03　您的民族：
　　　　1.　汉族
　　　　2.　彝族
　　　　3.　苗族
　　　　4.　回族
　　　　8.　其他_____

1.04　您的婚姻状况：
　　　　1.　在婚
　　　　2.　离异
　　　　3.　丧偶
　　　　4.　未婚

1.05　您的文化程度：
　　　　1.　未上过学
　　　　2.　扫盲班
　　　　3.　小学
　　　　4.　初中
　　　　5.　高中
　　　　6.　大专及大专以上

1.06　您目前的工作岗位是：
　　　　1.　教学
　　　　2.　行政
　　　　3.　后勤
　　　　8.　其他_____

1.07　您平时工作是否与学生接触？
　　　　1.　是

2. 否

1.08　您家每年收入（包括所有来源）是多少？

　　　　1. ＜2000 元

　　　　2. 2000～4999 元

　　　　3. 5000～9999 元

　　　　4. 10,000～49,999 元

　　　　5. 50,000 及以上

　　　　8. 不详

1.09　在 2006 年 4 月～2007 年 3 月份期间，您是否在本单位工作？

　　　　1. 全部时间都在

　　　　2. 多数时间在

　　　　3. 约一半时间在

　　　　4. 少数时间在

　　　　5. 不在

第二部分：吸烟行为

2.01　您是否吸过烟（哪怕只吸一两口）？

　　　　1. 是

　　　　2. 否（跳至第三部分）

2.02　您尝试第一口烟的年龄？

　　　　_____岁

　　　　888. 不清楚

2.03　到目前为止您是否吸足了 100 支烟或 3 两烟叶？（注：5 包烟＝100 支香烟）

　　　　1. 是

　　　　2. 否（跳至第三部分）

2.04　过去 30 天您是否吸烟？

　　　　1. 每天吸

　　　　2. 吸，但不是每天都吸

　　　　3. 过去 30 天没有吸烟（跳至 2.27）

2.05　您什么时候开始每天吸烟的？

　　　　_____岁

　　　　1. 从来没有每天吸烟

888. 不清楚

2.06 您现在主要吸以下哪种烟？

    1. 过滤嘴香烟

    2. 无过滤嘴香烟

    3. 雪茄

    4. 旱烟或手卷烟（跳至 2.08）

    5. 烟斗或水烟袋（跳至 2.08）

    6. 嚼烟（跳至 2.08）

    7. 其他

2.07 您通常每天吸多少烟？（完成后跳至 2.09）

    _____支/天

    888. 没有每天吸烟

2.08 您通常每周吸多少两烟？

    ☐☐. ☐两/周

2.09 您早晨醒来后多长时间吸第一支烟？

    1. 5 分钟内

    2. 6~30 分钟内

    3. 31~60 分钟内

    4. 一小时后

2.10 您现在平均每月吸烟花多少钱？

    ☐☐☐☐. ☐元/月

    888. 不详

2.11 下面我将问您在以下地点的吸烟情况，您是经常，有时，还是从未在以下地点吸烟，还是从未去过该地点？

	地点	经常	有时	从未	未去过
2.11a	自己家	1	2	3	
2.11b	工作单位	1	2	3	4
2.11c	医院	1	2	3	4
2.11d	公交车或长途车/候车室	1	2	3	4
2.11e	商场	1	2	3	4
2.11f	饭馆、餐厅	1	2	3	4
2.11g	网吧、卡拉 OK 厅	1	2	3	4
2.11h	会议室	1	2	3	4

回答在工作单位从未吸烟者跳至 2.22

2.12　下面我将问您在学校的吸烟情况，您是

　　　　1. 室内任何区域都可以吸

　　　　2. 只在室内某些区域吸

　　　　3. 只在室外（包括露天、阳台）吸

2.13　在下列时间您是经常，有时，还是从未吸烟？

	情况	经常	有时	从未	未去过
2.13a	上课的时候	1	2	3	4
2.13b	课间休息或晚自习的时候	1	2	3	4
2.13c	在办公室工作的时候	1	2	3	4
2.13d	开会的时候	1	2	3	4
2.13e	其他时间＿＿＿＿	1	2	3	4

2.14　在学校下列地点，您是经常、有时还是从未吸烟？

	地点	经常	有时	从未
2.14a	室外露天/阳台	1	2	3
2.14b	教室	1	2	3
2.14c	办公室	1	2	3
2.14d	楼道走廊	1	2	3
2.14e	厕所	1	2	3
2.14f	会议室内	1	2	3
2.14g	其他地点＿＿＿＿	1	2	3

2.15　过去 30 天中，您是经常、有时、还是从未当着学生的面吸烟？

　　　　1. 经常

　　　　2. 有时

　　　　3. 从未（跳至 2.18）

　　　　4. 我不跟学生接触（跳至 2.18）

2.16　过去 30 天中，当您吸烟时，学生是经常、有时、还是从未劝您不要吸？

　　　　1. 经常

　　　　2. 有时

　　　　3. 从未

2.17 过去 30 天中，当您吸烟时，学生是经常、有时、还是从未劝您去室外吸烟？

    1. 经常

    2. 有时

    3. 从未

    4. 我在学校室内不吸烟

2.18 过去 30 天中，您是经常、有时、还是从未当着同事的面吸烟？

    1. 经常

    2. 有时

    3. 不（跳到 2.22）

2.19 过去 30 天中，当您打算吸烟时，您的同事是经常、有时、还是从未阻止你点烟？

    1. 经常

    2. 有时

    3. 从未

2.20 过去 30 天中当您吸烟时，您的同事是经常、有时、还是从未劝你把烟熄灭？

    1. 经常

    2. 有时

    3. 从未

2.21 过去 30 天中，当您吸烟时，您的同事是经常、有时、还是从未劝您去室外吸烟？

    1. 经常

    2. 有时

    3. 从未

    4. 我在学校室内不吸烟

2.22 过去 30 天中，您的同事是经常、有时、还是从未劝您戒烟？

    1. 经常

    2. 有时

    3. 从未

2.23 过去 30 天中，您在单位是经常、有时、还是从未向别人敬烟？

    1. 经常

    2. 有时

3. 从未

2.24 过去 30 天中，您在单位是经常、有时、还是从未接受别人的敬烟？

1. 经常

2. 有时

3. 从未

2.25 您是否打算戒烟？

1. 是

2. 否（跳至第四部分）

3. 尚未考虑（跳至第四部分）

2.26 如果是，您打算什么时候戒烟？

1. 一月内

2. 1～6 月内

3. 6～12 月内

4. 一年以上

跳至第四部分

2.27 您从什么时候起开始不吸烟了？

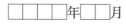 年 □□ 月

888. 不详

2.28 您戒烟**最**主要的原因是（选一个答案）：

1. 不喜欢身上的烟味

2. 家里人希望如此

3. 朋友/家人/同事戒烟了

4. 给孩子作个好榜样

5. 更合理支配开支

6. 担心健康问题

7. 已经患病

8. 其他原因_____

请您回忆戒烟前您吸烟的一些情况，并回答以下问题。

2.29 您多大年龄开始每天吸烟的？

_____ 岁

888. 从来没有每天吸烟

2.30 您戒烟前主要吸以下哪种烟？

1. 过滤嘴香烟

    2. 无过滤嘴香烟

    3. 雪茄

    4. 旱烟或手卷烟（跳至 2.32）

    5. 烟斗或水烟袋（跳至 2.32）

    6. 嚼烟（跳至 2.32）

    7. 其他_____

2.31　您戒烟前通常每天吸多少烟？（完成后跳至 2.33）

    □□支/天

    没有天天吸烟，填 0 支

2.32　您戒烟前通常每周吸多少两烟？

    □□. □两/周

2.33　您戒烟前，通常早晨醒来后多长时间吸第一支烟？

    1. 5 分钟内

    2. 6~30 分钟内

    3. 31~60 分钟内

    4. 一小时后

2.34　您戒烟前平均每月吸烟花多少钱？

    □□□□. □元/月

    888. 不详

第三部分：被动吸烟暴露

3.01　您是否经常吸入吸烟者呼出的烟雾（即被动吸烟）超过 15 分钟/天？

    1. 几乎每天

    2. 平均每周有 3 天以上

    3. 平均每周有 1~3 天

    4. 平均每周不到 1 天

    5. 没有

    8. 不清楚

3.02　在通常情况下，一周中有多少天吸烟者当着你的面吸烟？

    _____天/周

    77. 没有（跳至 3.05）

    88. 不详

3.03　通常每天吸烟者有多长时间当着你的面吸烟？

_____小时_____分钟/天

88．不详

3.04　下面我将问您吸烟者当着你的面吸烟的情况，他们是经常，有时，还是从未在以下地点当着你的面吸烟？还是你从未去过该地点？

	地点	经常	有时	从未	未去过
3.04a	自己家	1	2	3	4
3.04b	工作单位	1	2	3	4
3.04c	医院	1	2	3	4
3.04d	公交车或长途车/候车室	1	2	3	4
3.04e	商场	1	2	3	4
3.04f	饭馆、餐厅	1	2	3	4
3.04g	网吧、卡拉 OK 厅	1	2	3	4
3.04h	会议室	1	2	3	4

3.05　您同事在学校的吸烟情况是

1. 任何地方都可以吸
2. 只在室内某些地方吸
3. 只在室外（包括露天、阳台）吸

3.06　您的同事在下列情况下是经常，有时，还是从不吸烟？

	情况	经常	有时	从未	未去过
3.06a	课间休息或晚自习的时候	1	2	3	4
3.06b	在办公室工作的时候	1	2	3	4
3.06c	开会的时候	1	2	3	4
3.06d	朋友/家长来访的时候	1	2	3	4
3.06e	其他时间_____	1	2	3	4

3.07　您的同事是经常，有时，还是从未在以下地点吸烟？

	地点	经常	有时	从不
3.07a	室外露天/阳台	1	2	3
3.07b	教室	1	2	3
3.07c	办公室	1	2	3
3.07d	楼道走廊	1	2	3

3.07e	会议室内	1	2	3
3.07f	其他地点_____	1	2	3

3.08 过去 30 天您同事是经常，有时，还是从未**当着学生的面吸过烟?**
  1. 经常
  2. 有时
  3. 从未

3.09 过去 30 天中您的同事是经常，有时，还是从未**当着您的面吸过烟?**
  1. 经常
  2. 有时
  3. 从未（跳至 3.12）

3.09 过去 30 天中，您的同事**当着您的面吸烟时**，您是经常，有时，还是从未劝他/她不要吸?
  1. 经常
  2. 有时
  3. 从不

3.10 过去 30 中，你的同事**当着您的面吸烟时**，您是经常，有时，还是从未劝他/她去室外吸?
  1. 经常
  2. 有时
  3. 从不

3.11 过去 30 中，您是经常，有时，还是从未劝过您同事戒烟?
  1. 经常
  2. 有时
  3. 从不

3.12 过去 30 天中，您在单位是经常、有时、还是从未向别人敬烟?
  1. 经常
  2. 有时
  3. 从未

3.13 过去 30 天中，您在单位是经常、有时、还是从未接受别人的敬烟?
  1. 经常
  2. 有时
  3. 从未

第四部分：基本知识和认识

4.01 您是否认为以下说法正确？

	问题	是	否	不知道
4.01a	吸烟对健康有害	1	2	8
4.01b	被动吸烟对健康有害	1	2	8
4.01c	被动吸烟的人更容易得心脏病	1	2	8
4.01d	丈夫是吸烟者的女性比其他女性更容易得肺癌	1	2	8
4.01e	和吸烟者生活的孩子更容易得哮喘或呼吸道疾病	1	2	8

4.02 您是否赞同以下观点？

	问题	非常赞同	赞同	无所谓	不赞同	非常不赞同
4.02a	吸烟者不应该当着别人的面吸烟	1	2	3	4	5
4.02b	吸烟者不应该在室内吸烟	1	2	3	4	5
4.02c	家里来客不应该敬烟	1	2	3	4	5

4.03 以下这些场所您认为应不应该禁止吸烟？

	地点	应该完全禁烟	应该部分禁烟	不应该禁烟	不表态
4.03a	医院	1	2	3	8
4.03b	工作场所	1	2	3	8
4.03c	学校	1	2	3	8
4.03d	公交车或长途车/候车室	1	2	3	8
4.03e	商场	1	2	3	8
4.03f	饭馆、餐厅	1	2	3	8

4.03g	网吧、卡拉 OK 厅	1	2	3	8
4.03h	会议室	1	2	3	8

4.04 您是否赞同在公共场所（如医院，学校，电影院等）禁止吸烟来保护不吸烟者的健康？

　　1．非常赞成

　　2．赞成

　　3．无所谓

　　4．不赞成

　　5．非常不赞成

4.05 您认为医生应不应该吸烟？

　　1．任何时间都不应该

　　2．工作时间不应该

　　3．任何时间都应该可以

　　8．不知道

4.06 您认为教师应不应该吸烟？

　　1．任何时间都不应该

　　2．工作时间不应该

　　3．任何时间都应该可以

　　8．不知道

4.07 你是否赞成禁止向未成年人（<18 岁）售（卖）烟？

　　1．非常赞成

　　2．赞成

　　3．无所谓

　　4．不赞成

　　5．非常不赞成

4.08 你是否赞成应该禁止所有香烟广告？

　　1．非常赞成

　　2．赞成

　　3．无所谓

　　4．不赞成

　　5．非常不赞成

4.09 您是否听说过"世界无烟日"？

　　1．是

2. 否

8. 不详

第五部分：全县控烟干预活动开展情况

5.01　您知道本县（市）公共场所禁止吸烟的规定吗？

　　1. 知道

　　2. 不知道（跳至 5.04）

5.02　您通过什么途径知道控烟规定的？（可多选）

　　1. 电视

　　2. 报纸

　　3. 宣传手册

　　4. 各种标语

　　5. 宣传人员

　　6. 网络

　　7. 杂志

　　8. 其他（请注明）＿＿＿＿＿＿

5.03　您知道规定中禁止吸烟的公共场所有哪些？

	地点	是	否	不知道
5.03a	医院	1	2	3
5.03b	室内工作场所	1	2	3
5.03c	学校	1	2	3
5.03d	公交车或长途车/候车室	1	2	3
5.03e	商场	1	2	3
5.03f	饭馆、餐厅	1	2	3
5.03g	网吧、卡拉 OK 厅	1	2	3
5.03h	会议室	1	2	3

5.04　最近一年您在以下场所见过人们吸烟吗？

	地点	经常	有时	没有	没注意	未去过
5.04a	医院	1	2	3	4	8
5.04b	室内工作场所	1	2	3	4	8
5.04c	学校	1	2	3	4	8

5.04d	公交车或长途车/候车室	1	2	3	4	8
5.04e	商场	1	2	3	4	8
5.04f	饭馆、餐厅	1	2	3	4	8
5.04g	网吧、卡拉 OK 厅	1	2	3	4	8
5.04h	会议室	1	2	3	4	8

5.05　最近一年您在以下场所见过有人对吸烟者进行劝阻吗？

	地点	经常	有时	没有	没注意	未去过
5.05a	医院	1	2	3	4	8
5.05b	室内工作场所	1	2	3	4	8
5.05c	学校	1	2	3	4	8
5.05d	公交车或长途车/候车室	1	2	3	4	8
5.05e	商场	1	2	3	4	8
5.05f	饭馆、餐厅	1	2	3	4	8
5.05g	网吧、卡拉 OK 厅	1	2	3	4	8
5.05h	会议室	1	2	3	4	8

5.06　在过去一年，您是否在电视上看到过控烟公益广告？

1. 经常看到
2. 有时看到
3. 从未看到（跳到 5.08）
4. 不清楚（跳到 5.08）
8. 我不看电视（跳至 5.10）

5.07　公益广告的内容有：（可多选）

1. 吸烟危害健康
2. 被动吸烟危害健康
3. 不在公共场所吸烟
4. 不在室内吸烟
5. 不当着别人的面吸烟
6. 家里来客不敬烟
7. 其他（请注明）_____

　　　　8. 不清楚

5.08　在过去一年，您在电视上看到过控烟新闻报道吗？

　　　　1. 经常看到

　　　　2. 有时看到

　　　　3. 从未看到（跳至5.10）

　　　　8. 不清楚（跳至5.10）

5.09　宣传的内容有：（可多选）

　　　　1. 吸烟和被动吸烟的流行情况

　　　　2. 吸烟危害健康

　　　　3. 被动吸烟危害健康

　　　　4. 戒烟的方法

　　　　5. 不在公共场所吸烟

　　　　6. 不在室内吸烟

　　　　7. 不当着别人的面吸烟

　　　　8. 家里来客不敬烟

　　　　77. 其他（请注明）_____

　　　　88. 不清楚

5.10　在5月31日前后，您是否通过以下形式看到或听到了有关控制吸烟的宣传？

	宣传形式	是	否	不清楚
5.10a	电视	1	2	8
5.10b	广播	1	2	8
5.10c	互联网	1	2	8
5.10d	宣传栏/宣传画	1	2	8
5.10e	报纸/杂志	1	2	8
5.10f	宣传单/宣传册	1	2	8
5.10g	标语	1	2	8
5.10h	控烟人员宣传	1	2	8
5.10i	其他			

5.10均回答否或者不清楚的跳到5.12题

5.11　在5月31日前后，宣传的内容有：（可多选）

　　　　1. 吸烟和被动吸烟的流行情况

    2. 吸烟危害健康

    3. 被动吸烟危害健康

    4. 戒烟的方法

    5. 不在公共场所吸烟

    6. 不在室内吸烟

    7. 不当着别人的面吸烟

    8. 家里来客不敬烟

    77. 其他（请注明）_____

    88. 不清楚

5.12　在 2007 年春节前后，您是否通过以下形式看到或听到了有关控制吸烟的宣传？

	宣传形式	是	否	不清楚
5.12a	电视	1	2	8
5.12b	广播	1	2	8
5.12c	互联网	1	2	8
5.12d	宣传栏/宣传画	1	2	8
5.12e	报纸/杂志	1	2	8
5.12f	宣传单/宣传册	1	2	8
5.12g	标语	1	2	8
5.12h	控烟人员宣传	1	2	8
5.12i	短信/电话	1	2	8
5.12j	其他_____	1	2	8

    5.12 均回答否或不清楚的跳到第六部分

5.13　在春节期间，宣传的内容有：（可多选）

    1. 吸烟危害健康

    2. 被动吸烟危害健康

    3. 戒烟的方法

    4. 不在公共场所吸烟

    5. 不在室内吸烟

    6. 不当着别人的面吸烟

    7. 家里来客不敬烟

    77. 其他（请注明）_____

    88. 不清楚

第六部分：学校控烟干预活动开展情况

6.01　您是否知道学校有控制吸烟的规定？

　　　1. 是

　　　2. 否（跳至6.04）

6.02　您是通过什么途径知道学校有控烟规定的？（可多选）

　　　1. 会议

　　　2. 张贴/下发的控烟文件

　　　3. 学校控烟工作人员/同事告知

　　　4. 标语/宣传栏

　　　8. 其他（请注明）_____

6.03　您知道规定中的内容有哪些吗？（可多选）

	规定内容	是	否	不清楚
6.03a	教职工不准在校园室内吸烟	1	2	8
6.03b	学生在校园任何地方不准吸烟	1	2	8
6.03c	教职工和学生有义务对室内吸烟者进行劝阻	1	2	8
6.03d	教职工有义务向学生宣传控烟知识	1	2	8
6.03e	有关部门进行定期/不定期控烟检查	1	2	8
6.03f	控烟检查结果与教职工、学生的评优考核挂钩	1	2	8
6.03g	对违反规定的人员进行教育乃至罚款	1	2	8
6.03h	其他_____			

6.04　过去30天中，在学校里您是经常，有时，还是从未看到有人在室内吸烟？

　　　1. 经常

　　　2. 有时

　　　3. 从未（跳至6.06）

6.05 过去 30 天，学校里有人在室内吸烟时，您是经常，有时，还是从未看到有人对他进行劝阻？

    1. 经常

    2. 有时

    3. 从未

6.06 过去 30 天，您是经常、有时、还是从未看到学生吸烟？

    1. 经常

    2. 有时

    3. 从未（跳至 6.09）

6.07 过去 30 天，您在以下地点见过学生吸烟吗？

	地点	经常	有时	从不	未去过
6.07a	室外露天	1	2	3	4
6.07b	教室	1	2	3	4
6.07c	学生宿舍	1	2	3	4
6.07d	楼道走廊	1	2	3	4
6.07e	厕所	1	2	3	4
6.07f	其他＿＿＿	1	2	3	4

6.08 过去 30 天中，您是经常、有时、还是从未对吸烟的学生进行劝阻？

    1. 经常

    2. 有时

    3. 从未

6.09 过去 30 天中，您在上课时是经常、有时、还是从未对学生宣传过控烟知识？

    1. 经常

    2. 有时

    3. 从未（跳至 6.11）

    4. 我不接触学生（跳至 6.11）

6.10 您向学生宣传的内容有：（可多选）

    1. 吸烟危害健康

    2. 被动吸烟危害健康

    3. 青少年拒吸第一支烟

    4. 学校控烟规定

5. 不在公共场所吸烟

6. 不在室内吸烟

7. 不当着孩子的面吸烟

8. 来客不敬烟

77. 其他（请注明）_____

6.11 在过去一年，您是否在学校里看到或听到了以下有关控制吸烟的宣传？

	宣传形式	是	否	不清楚
6.11a	开会宣传	1	2	8
6.11b	宣传栏/宣传画	1	2	8
6.11c	报纸/杂志	1	2	8
6.11d	宣传单/宣传册	1	2	8
6.11e	标语	1	2	8
6.11f	控烟人员宣传	1	2	8
6.11g	控烟作文/控烟社会实践	1	2	8
6.11h	其他_____	1	2	8

6.12 在过去一年，学校宣传的内容有：（可多选）

1. 吸烟和被动吸烟的流行情况

2. 吸烟危害健康

3. 被动吸烟危害健康

4. 青少年拒绝吸第一口烟

5. 学校控烟规定

6. 不在公共场所吸烟

7. 不在室内吸烟

8. 不当着孩子的面吸烟

9. 来客不敬烟

77. 其他（请注明）_____

谢谢您的参与！

附件5 中期效果调查学校学生问卷调查表

被调查县名称_____ 编号 □

被调查学校名称_____ 编号 □

被调查班级名称_____

被调查者姓名_____

调查日期 □□□□年□□月□□日

调查开始时间 □□时□□分

调查结束时间 □□时□□分

全球控烟研究中国研究合作中心

中国医学科学院基础医学研究所

项目名称：烟草控制流行病学、监测和干预能力建设项目

项目总负责人：Jonathan Samet（约翰·霍普金斯大学）

中方项目负责人：杨功焕（中国协和医科大学/中国医学科学院）

资助单位：美国国立卫生院 Fogarty 国际中心

项目号#：RO1 – HL – 73699

您是否完全明白这个知情同意书？而且是否愿意参与这个调查？如果愿意，
请您签名或盖章表示同意。

被调查者签字（或盖章）：_____

签字日期：☐☐☐☐年☐☐月☐☐日

调查员签字（或盖章）：

签字日期：☐☐☐☐年☐☐月☐☐日

请选择被调查者情况编号：

01. 完成调查
02. 被调查者拒绝调查
03. 被调查者调查期间不在单位
04. 被调查者调查期间在单位，调查员联系不到
05. 其他原因中断调查_____
99. 不详

督导员签字（或盖章）：

签字日期：☐☐☐☐年☐☐月☐☐日

第一部分：人口学特征

1.01　您的出生日期：☐☐☐☐年☐☐月☐☐日

（若为阴历，则月份加 1；若日期不清，则记录为 15 日。）

1.02　性别：
　　　　1．男性
　　　　2．女性

1.03　您的民族：
　　　　1．汉族
　　　　2．彝族
　　　　3．苗族
　　　　4．回族
　　　　8．其他＿＿＿＿

1.04　您父亲文化程度：
　　　　1．未上过学
　　　　2．扫盲班
　　　　3．小学
　　　　4．初中
　　　　5．高中
　　　　6．大专及大专以上

1.05　您母亲文化程度：
　　　　1．未上过学
　　　　2．扫盲班
　　　　3．小学
　　　　4．初中
　　　　5．高中
　　　　6．大专及大专以上

1.06　您父亲目前的职业是：
　　　　1．国家机关及国有事业单位工作人员
　　　　2．专业技术人员
　　　　3．企业工人
　　　　4．商业服务业人员

5. 医务人员

6. 教育工作者

7. 交通运输业人员

8. 农渔牧业劳动者

9. 三资企业、民营企业及个体经营者

10. 无正式工作的临时工或无业人员

11. 料理家务

12. 离退休人员

88. 其他_____

1.07 您母亲目前的职业是:

1. 国家机关及国有事业单位工作人员

2. 专业技术人员

3. 企业工人

4. 商业服务业人员

5. 医务人员

6. 教育工作者

7. 交通运输业人员

8. 农渔牧业劳动者

9. 三资企业、民营企业及个体经营者

10. 无正式工作的临时工或无业人员

11. 料理家务

12. 离退休人员

88. 其他_____

1.08 过去30天,您父亲是否吸烟?

1. 每天吸

2. 吸,但不是每天吸

3. 过去30天没有吸烟

8. 不详

1.09 过去30天,您母亲是否吸烟?

1. 每天吸

2. 吸,但不是每天吸

3. 过去30天没有吸烟

8. 不详

1.10 你现在上几年级？

    1. 初一

    2. 初二

    3. 初三

    4. 高一

    5. 高二

    6. 高三

1.11 你的学习成绩如何？

    1. 上等

    2. 中上等

    3. 中下等

    4. 下等

第二部分：吸烟行为

2.01 您是否吸过烟（哪怕只吸一两口）？

    1. 是

    2. 否（跳至第三部分）

2.02 您尝试第一口烟的年龄？

    _____岁

    888. 不详

2.03 你怎么得到这支烟的？

    1. 父母给的

    2. 祖（外祖）父母给的

    3. 好朋友给的

    4. 同学给的

    5. 其他人给的

    6. 自己从家里拿的或自己买的

    8. 其他方式_____

2.04 到目前为止您是否吸足了 100 支烟或 3 两烟叶？（注：5 包烟 = 100 支香烟）

    1. 是

    2. 否（跳至第三部分）

2.05 过去 30 天中，您是否吸烟？

    1. 每天吸

    2. 吸，但不是每天吸

    3. 过去 30 天没有吸烟（跳至 2.24）

2.06 您主要吸以下哪种烟？

    1. 过滤嘴香烟

    2. 无过滤嘴香烟

    3. 手卷烟或旱烟（跳至 2.08）

    8. 其他

2.07 在过去的 30 天中，你通常**每天**吸多少支烟（仅局限于吸烟的天数中）？

    1. 每天不到 1 支

    2. 每天 1 支

    3. 2～5 支

    4. 6～10 支

    5. 11～20 支

    6. 大于 20 支

2.08 在过去的 30 天中，你通常**每周**吸多少两烟（仅局限于吸烟的天数中）？

    _____两/周

2.09 你通常从什么地方得到烟？

	获取途径	是	否
2.09a	用自己的零花钱买烟	1	2
2.09b	向父母要钱买烟或父母给烟	1	2
2.09c	向祖（外祖）父母要钱买烟或祖（外祖）父母给烟	1	2
2.09d	拿家里的烟	1	2
2.09e	同学（朋友）给烟	1	2
2.09f	其他人给烟	1	2
2.09g	其他_____	1	2

2.10 您平均每月吸烟花多少钱？

    ☐☐☐☐.☐元/月

    888. 我不买烟

2.11　您吸烟的原因是：

	原因	是	否
2.11a	使自己放松	1	2
2.11b	我的朋友吸烟	1	2
2.11c	我的家人吸烟	1	2
2.11d	使自己显得很帅、很时尚	1	2
2.11e	老师吸烟	1	2
2.11f	电影（广告）影响	1	2
2.11g	好奇、尝试	1	2
2.11h	其他_____	1	2

2.12　您经常，有时，还是从未在以下地点吸烟，还是从未去过该地点？

	地点	经常	有时	从未	未去过
2.12a	自己家	1	2	3	4
2.12b	学校	1	2	3	4
2.12d	医院	1	2	3	4
2.12e	公交车或长途车/候车室	1	2	3	4
2.12f	商场	1	2	3	4
2.12g	饭馆、餐厅	1	2	3	4
2.12h	网吧、卡拉 OK 厅	1	2	3	4
2.12i	朋友聚会的场所	1	2	3	4

回答在学校从未吸烟者跳至 2.22

2.13　下面我将问您在学校的吸烟情况，您是

　　　1. 室内任何区域都可以吸

　　　2. 只在室内某些区域吸

　　　3. 只在室外（包括露天、阳台）吸

2.14　在下列时间您是经常，有时，还是从未吸烟？

	情况	经常	有时	从未	未去过
2.14a	课间休息或晚自习的时候	1	2	3	4
2.14b	在宿舍休息的时候	1	2	3	4
2.14c	课外活动的时候	1	2	3	4
2.14d	其他时间_____				

2.15 在学校的下列地点您是经常，有时，还是从未吸烟？

	情况	经常	有时	从未	未去过
2.15a	教室	1	2	3	
2.15b	楼道走廊	1	2	3	
2.15c	厕所	1	2	3	
2.15d	宿舍	1	2	3	4
2.15e	在学校僻静的角落里	1	2	3	
2.15f	其他场所_____	1	2	3	

2.16 过去30天，您是经常，有时，还是从未当着其他同学的面吸烟？

    1. 经常

    2. 有时

    3. 从未

2.17 过去30天，当您吸烟时，您的同学是经常，有时，还是从未劝您不要吸烟？

    1. 经常

    2. 有时

    3. 从未

2.18 过去30天，您在学校是经常，有时，还是从未给别人递烟？

    1. 经常

    2. 有时

    3. 从未

2.19 过去30天，您在学校是经常，有时，还是从接受别人递烟？

    1. 经常

    2. 有时

    3. 从未

2.20 您是否因为在学校吸烟受到过惩罚？

    1. 是

    2. 否

2.21 十年以后，您认为您是否还在吸烟？

    1. 是

    2. 否

    8. 不知道

2.22　您是否打算戒烟?

    1.　是

    2.　否（跳至第三部分）

    3.　尚未考虑（跳至第三部分）

2.23　如果是，您打算什么时候开始戒烟?

    1.　一月内

    2.　1~6 月内

    3.　6~12 月内

    4.　一年以上

    跳至第四部分

2.24　您从什么时候起没有吸烟了?

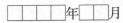

    888.　不详

2.25　您戒烟**最**主要的原因是（选一个答案）

    1.　吸烟有害健康

    2.　吸烟的花费太高

    3.　家庭的压力

    4.　朋友的压力

    5.　学校的压力

    6.　失去兴趣

    7.　吸烟是坏习惯

    8.　同其他人一起戒

    9.　已经患病

    77.　其他原因_____

第三部分：被动吸烟暴露

3.01　您是否经常吸入吸烟者呼出的烟雾（即被动吸烟）超过 15 分钟/天?

    1.　几乎每天

    2.　平均每周有 3 天以上

    3.　平均每周有 1~3 天

    4.　平均每周不到 1 天

    5.　没有

    8.　不清楚

3.02　在通常情况下，一周中有多少天吸烟者当着你的面吸烟?

　　　　_____天/周

　　　　77．没有（跳至3.05）

　　　　88．不详

3.03　通常每天吸烟者有多长时间当着你的面吸烟?

　　　　_____小时_____分钟/天

　　　　88．不详

3.04　下面我将问您吸烟者当着你的面吸烟的情况，他们是经常，有时，还是从未在以下地点当着你的面吸烟? 还是你从未去过该地点?

	地点	经常	有时	从未	未去过
3.04a	自己家	1	2	3	4
3.04b	工作单位	1	2	3	4
3.04c	医院	1	2	3	4
3.04d	公交车或长途车/候车室	1	2	3	4
3.04e	商场	1	2	3	4
3.04f	饭馆、餐厅	1	2	3	4
3.04g	网吧、卡拉 OK 厅	1	2	3	4
3.04h	朋友聚会的场所	1	2	3	4

3.05　您同学在学校的吸烟情况是

　　　　1．任何地方都可以吸

　　　　2．在室内某些地方吸

　　　　3．只在室外（包括露天、阳台）吸

　　　　4．我在学校没有看到同学吸烟（跳至3.08）

3.06　在下列时间您同学是经常，有时，还是从未吸烟?

	情况	经常	有时	从未	未去过
3.06a	课间休息或晚自习的时候	1	2	3	4
3.06b	在宿舍休息的时候	1	2	3	4
3.06c	课外活动的时候	1	2	3	4
3.06d	其他时间_____				

3.07　您的同学是经常，有时，还是从未在以下地点吸烟?

	情况	经常	有时	从未	未去过
3.07a	教室	1	2	3	4
3.07b	楼道走廊	1	2	3	4
3.07c	厕所	1	2	3	4
3.07d	宿舍	1	2	3	4
3.07e	在学校僻静的角落里	1	2	3	4
3.07f	其他场所_____				

3.08　过去 30 天您家人是经常，有时，还是从未当着您的面吸过烟？

    1. 经常

    2. 有时

    3. 从未

    4. 我的家人没有吸烟的

3.09　过去 30 天中，您同学是经常，有时，还是从未当着您的面吸烟？

    1. 经常

    2. 有时

    3. 从未（跳至 3.12）

3.10　过去 30 天中，您的同学吸烟时，您是经常，有时，还是从未劝他/她不要吸？

    1. 经常

    2. 有时

    3. 从未

3.11　过去 30 中，您是经常，有时，还是从未劝过您的同学戒烟？

    1. 经常

    2. 有时

    3. 从未

3.12　在你们学校，老师的吸烟情况是：

    1. 任何地方都可以吸

    2. 只在室内某些地方吸

    3. 只在室外（包括露天、阳台）吸

    4. 我在学校没有见到老师吸烟

第四部分：基本知识和认识

4.01　您是否认为以下说法正确？

	问题	是	否	不知道
4.01a	吸烟对健康有害	1	2	8
4.01b	被动吸烟对健康有害（被动吸烟是指有人当着您的面吸烟，您吸入吸烟者呼出的烟雾）	1	2	8
4.01c	被动吸烟的人更容易得心脏病	1	2	8
4.01d	丈夫是吸烟者的女性比其他女性更容易得肺癌	1	2	8
4.01e	和吸烟者生活的孩子更容易得哮喘或呼吸道疾病	1	2	8

4.02 您是否赞同以下观点？

	问题	非常赞同	赞同	无所谓	不赞同	非常不赞同
4.02a	吸烟者不应该当着别人的面吸烟	1	2	3	4	5
4.02b	吸烟者不应该在室内吸烟	1	2	3	4	5
4.02c	家里来客不应该敬烟	1	2	3	4	5

4.03 以下这些场所您认为应不应该禁止吸烟？

	地点	应该完全禁烟	应该部分禁烟	不应该禁烟	不表态
4.03a	医院	1	2	3	8
4.03b	室内工作场所	1	2	3	8
4.03c	学校	1	2	3	8
4.03d	公交车或长途车/候车室	1	2	3	8
4.03e	商场	1	2	3	8
4.03f	饭馆、餐厅	1	2	3	8
4.03g	网吧、卡拉OK厅	1	2	3	8
4.03h	会议室	1	2	3	8

4.04 您是否赞同在公共场所（如医院，学校，电影院等）禁止吸烟来保护不吸烟者的健康？
   1. 非常赞成
   2. 赞成
   3. 无所谓
   4. 不赞成
   5. 非常不赞成

4.05 您认为医生应不应该吸烟？
   1. 任何时间都不应该
   2. 作时间不应该
   3. 任何时间都应该可以
   8. 不知道

4.06 您认为教师应不应该吸烟？
   1. 任何时间都不应该
   2. 工作时间不应该
   3. 任何时间都应该可以
   8. 不知道

4.07 你是否赞成禁止向未成年人（<18 岁）售（卖）烟？
   1. 非常赞成
   2. 赞成
   3. 无所谓
   4. 不赞成
   5. 非常不赞成

4.08 你是否赞成应该禁止所有香烟广告？
   1. 非常赞成
   2. 赞成
   3. 无所谓
   4. 不赞成
   5. 非常不赞成

4.09 您是否听说过"世界无烟日"？
   1. 是
   2. 否
   8. 不详

第五部分：全县控烟干预活动开展情况

5.01 您知道本县（市）公共场所禁止吸烟的规定吗？

    1. 知道

    2. 不知道（跳至 5.04）

5.02 您通过什么途径知道控烟规定的？（可多选）

    1. 电视

    2. 报纸

    3. 宣传手册

    4. 各种标语

    5. 宣传人员

    6. 网络

    7. 杂志

    8. 其他（请注明）_____

5.03 您知道规定中禁止吸烟的公共场所有哪些？

	地点	是	否	不知道
5.03a	医院	1	2	3
5.03b	室内工作场所	1	2	3
5.03c	学校	1	2	3
5.03d	公交车或长途车/候车室	1	2	3
5.03e	商场	1	2	3
5.03f	饭馆、餐厅	1	2	3
5.03g	网吧、卡拉 OK 厅	1	2	3
5.03h	会议室	1	2	3

5.04 最近一年您在以下场所见过人们吸烟吗？

	地点	经常	有时	没有	没注意	未去过
5.04a	医院	1	2	3	4	8
5.04b	室内工作场所	1	2	3	4	8
5.04c	学校	1	2	3	4	8
5.04d	公交车或长途车/候车室	1	2	3	4	8

5.04e	商场	1	2	3	4	8
5.04f	饭馆、餐厅	1	2	3	4	8
5.04g	网吧、卡拉 OK 厅	1	2	3	4	8
5.04h	会议室	1	2	3	4	8

5.05　最近一年您在以下场所见过有人对吸烟者进行劝阻吗?

	地点	经常	有时	没有	没注意	未去过
5.05a	医院	1	2	3	4	8
5.05b	室内工作场所	1	2	3	4	8
5.05c	学校	1	2	3	4	8
5.05d	公交车或长途车/候车室	1	2	3	4	8
5.05e	商场	1	2	3	4	8
5.05f	饭馆、餐厅	1	2	3	4	8
5.05g	网吧、卡拉 OK 厅	1	2	3	4	8
5.05h	会议室	1	2	3	4	8

5.06　在过去一年，您是否在电视上看到过控烟公益广告?

  1. 经常看到

  2. 有时看到

  3. 从未看到（跳到 5.08）

  4. 不清楚（跳到 5.08）

  8. 我不看电视（跳至 5.10）

5.07　公益广告的内容有：（可多选）

  1. 吸烟危害健康

  2. 被动吸烟危害健康

  3. 不在公共场所吸烟

  4. 不在室内吸烟

  5. 不当着别人的面吸烟

  6. 家里来客不敬烟

  7. 其他（请注明）＿＿＿＿

  8. 不清楚

5.08　在过去一年，您在电视上看到过控烟新闻报道吗?

  1. 经常看到

  2.　有时看到

  3.　从未看到（跳至5.10）

  8.　不清楚（跳至5.10）

5.09　宣传的内容有：（可多选）

  1.　吸烟和被动吸烟的流行情况

  2.　吸烟危害健康

  3.　被动吸烟危害健康

  4.　戒烟的方法

  5.　不在公共场所吸烟

  6.　不在室内吸烟

  7.　不当着别人的面吸烟

  8.　家里来客不敬烟

  77.　其他（请注明）＿＿＿＿＿

  88.　不清楚

5.10　在5月31日前后，您是否通过以下形式看到或听到了有关控制吸烟的宣传？

	宣传形式	是	否	不清楚
5.10a	电视	1	2	8
5.10b	广播	1	2	8
5.10c	互联网	1	2	8
5.10d	宣传栏/宣传画	1	2	8
5.10e	报纸/杂志	1	2	8
5.10f	宣传单/宣传册	1	2	8
5.10g	标语	1	2	8
5.10h	控烟人员宣传	1	2	8
5.10i	其他			

  5.10均回答否或者不清楚的跳到5.12题

5.11　在5月31日前后，宣传的内容有（可多选）

  1.　吸烟和被动吸烟的流行情况

  2.　吸烟危害健康

  3.　被动吸烟危害健康

  4.　戒烟的方法

5. 不在公共场所吸烟

6. 不在室内吸烟

7. 不当着别人的面吸烟

8. 家里来客不敬烟

77. 其他（请注明）＿＿＿＿

88. 不清楚

5.12 在 2007 年春节前后，您是否通过以下形式看到或听到了有关控制吸烟的宣传？

	宣传形式	是	否	不清楚
5.12a	电视	1	2	8
5.12b	广播	1	2	8
5.12c	互联网	1	2	8
5.12d	宣传栏/宣传画	1	2	8
5.12e	报纸/杂志	1	2	8
5.12f	宣传单/宣传册	1	2	8
5.12g	标语	1	2	8
5.12h	控烟人员宣传	1	2	8
5.12i	短信/电话	1	2	8
5.12j	其他＿＿＿＿	1	2	8

5.12 均回答否或不清楚的跳到第六部分

5.13 在春节期间，宣传的内容有（可多选）

1. 吸烟危害健康

2. 被动吸烟危害健康

3. 戒烟的方法

4. 不在公共场所吸烟

5. 不在室内吸烟

6. 不当着别人的面吸烟

7. 家里来客不敬烟

77. 其他（请注明）＿＿＿＿

88. 不清楚

第六部分：学校控烟干预活动开展情况

6.01 您是否知道学校有控制吸烟的规定？

　　　　1. 是

　　　　2. 否（跳至6.04）

6.02　您是通过什么途径知道学校有控烟规定的？（可多选）

　　　　1. 开会传达的

　　　　2. 张贴/下发的控烟文件

　　　　3. 老师或同学告诉的

　　　　4. 标语/宣传栏

　　　　8. 其他（请注明）＿＿＿＿

6.03　您知道规定中的内容有哪些吗？（可多选）

　　　　1. 教师不准在校园室内吸烟

　　　　2. 学生在校园任何地方不准吸烟

　　　　3. 教师和学生有义务对室内吸烟者进行劝阻

　　　　4. 教师有义务向学生宣传控烟知识

　　　　5. 学校有关部门进行定期/不定期控烟检查

　　　　6. 控烟检查结果与教师、学生的评优考核挂钩

　　　　7. 对违反规定的人员进行教育乃至罚款

　　　　8. 不清楚

6.04　过去30天，在学校里，您是经常，有时，还是从未看到有人在室内吸烟？

　　　　1. 经常

　　　　2. 有时

　　　　3. 从未（跳至6.06）

6.05　过去30天，有人在学校室内吸烟时，您是经常，有时，还是从未看到有人对他进行劝阻？

　　　　1. 经常

　　　　2. 有时

　　　　3. 从未

6.06　过去30天，您在以下时间是经常、有时、还是从未看到过老师吸烟？

	情况	经常	有时	从不	未去过
6.06a	上课的时候	1	2	3	4
6.06b	课间休息或晚自习的时候	1	2	3	4

6.06c	在办公室工作的时候	1	2	3	4
6.06d	开会的时候	1	2	3	4
6.06e	其他_____				

6.07 过去 30 天，您在以下地点是经常、有时、还是从未看到过老师吸烟？

	地点	经常	有时	从未
6.07a	室外露天/阳台	1	2	3
6.07b	教室	1	2	3
6.07c	办公室	1	2	3
6.07d	楼道走廊	1	2	3
6.07e	厕所	1	2	3
6.07f	会议室内	1	2	3

6.08 过去 30 天，老师经常、有时、还是从未当着您的面吸烟？

    1. 经常

    2. 有时

    3. 从未（跳到 6.10）

6.09 过去 30 天，您是经常、有时、还是从未对吸烟的老师进行劝阻？

    1. 经常

    2. 有时

    3. 从未

6.10 在过去一年，您在哪些科目中听到老师讲过控烟知识？（可多选）

    1. 健康教育课

    2. 语文课

    3. 数学

    4. 物理

    5. 化学

    6. 生物

    7. 历史

    8. 政治

    77. 其他_____

    88. 都没有讲过

6.11 在过去一年，您参加过哪些控烟活动？（可多选）

    1. 控烟作文

2. 控烟主题班会

3. 控烟社会实践

4. 控烟知识竞赛

5. 控烟签名活动

6. 出控烟黑板报

7. 其他_____

8. 未参加任何活动

6.12 在过去一年，您是否在学校内看到或听到了以下有关控制吸烟的宣传?

	宣传形式	是	否	不清楚
6.12a	开会宣传	1	2	8
6.12b	宣传栏/宣传画	1	2	8
6.12c	报纸/杂志	1	2	8
6.12d	宣传单/宣传册	1	2	8
6.12e	标语	1	2	8
6.12f	控烟人员宣传	1	2	8
6.12g	黑板报	1	2	8
6.12h	其他_____			

6.13 在过去一年，学校宣传的内容有：（可多选）

1. 吸烟和被动吸烟的流行情况

2. 吸烟危害健康

3. 被动吸烟危害健康

4. 戒烟的方法

5. 学校控烟规定

6. 不在公共场所吸烟

7. 不在室内吸烟

8. 不当着别人的面吸烟

9. 家中来客不敬烟

77. 其他（请注明）_____

88. 不清楚

6.14 过去一年，您是经常、有时、还是从未向您的家人提到学校开展的控烟活动?

    1. 经常

    2. 有时

    3. 从未

6.15 过去一年，您是经常、有时、还是从未携带控烟资料给您的家人？

    1. 经常

    2. 有时

    3. 从未（跳至 6.17）

6.16 过去一年，您的家人是经常、有时、还是从未阅读过您给他们的控烟
资料？

    1. 经常

    2. 有时

    3. 从未

    8. 不清楚

6.17 过去一年，您是经常、有时、还是从未向您的家人宣传控烟知识？

    1. 经常

    2. 有时

    3. 从未（跳至 6.19）

6.18 您向家长宣传的控烟内容有：（可多选）

    1. 吸烟危害健康

    2. 被动吸烟危害健康

    3. 不应该在室内吸烟

    4. 不当着别人的面吸烟

    5. 不在公共场所吸烟

    6. 家中来客不敬烟

    7. 青少年不应该吸烟

    77. 其他（请注明）_____

    88. 不清楚

6.19 过去 30 天，您是经常、有时、还是从未劝阻您的家人不要在室内
吸烟？

    1. 经常

    2. 有时

    3. 从未

    4. 我家人都不在室内吸烟

6.20 过去 30 天，您是经常、有时、还是从未劝阻您家里人戒烟?

    1. 经常

    2. 有时

    3. 从未

    4. 我家人没有吸烟的

6.21 过去 30 天，您是经常、有时、还是从未劝阻您的家人不要当着别人面吸烟?

    1. 经常

    2. 有时

    3. 从未

    4. 我家人没有吸烟的

谢谢您的参与!

附件6 中期效果调查疾病预防控制中心职工问卷调查表

被调查县名称＿＿＿＿＿＿＿＿＿＿＿＿＿　　　编号　□

被调查单位名称＿＿＿＿＿＿＿＿＿＿＿　　　编号　□

被调查者姓名＿＿＿＿＿＿＿＿＿＿＿＿

调查日期□□□□年□□月□□日

调查开始时间□□时□□分

调查结束时间□□时□□分

全球控烟研究中国研究合作中心

中国医学科学院基础医学研究所

项目名称：烟草控制流行病学、监测和干预能力建设项目

项目总负责人：Jonathan Samet（约翰·霍普金斯大学）

中方项目负责人：杨功焕（中国协和医科大学/中国医学科学院）

资助单位：美国国立卫生院 Fogarty 国际中心

项目号#：RO1 – HL – 73699

您是否完全明白这个知情同意书？而且是否愿意参与这个调查？如果愿意，请您签名或盖章表示同意。

被调查者签字（或盖章）：_____

签字日期：☐☐☐☐年☐☐月☐☐日

调查员签字（或盖章）：

签字日期：☐☐☐☐年☐☐月☐☐日

请选择被调查者情况编号：

01. 完成调查
02. 被调查者拒绝调查
03. 被调查者调查期间不在单位
04. 被调查者调查期间在单位，调查员联系不到
05. 其他原因中断调查_____
99. 不详

督导员签字（或盖章）：

签字日期：☐☐☐☐年☐☐月☐☐日

第一部分：人口学特征

1.01 您的出生日期：□□□□年□□月□□日

（若为阴历，则月份加1；若日期不清，则记录为15日。）

1.02 性别：
    1. 男性
    2. 女性

1.03 您的民族：
    1. 汉族
    2. 彝族
    3. 苗族
    4. 回族
    8. 其他_____

1.04 您的婚姻状况：
    1. 在婚
    2. 离异
    3. 丧偶
    4. 未婚

1.05 您的文化程度：
    1. 未上过学
    2. 扫盲班
    3. 小学
    4. 初中
    5. 高中
    6. 大专及大专以上

1.06 您家每年收入（包括所有来源）是多少？
    1. ＜2000 元
    2. 2000～4999 元
    3. 5000～9999 元
    4. 10,000～49,999 元
    5. 50,000 及以上

1.07 在 2006 年 4 月～2007 年 3 月份期间，您是否在本单位工作？

1. 全部时间都在

2. 多数时间在

3. 约一半时间在

4. 少数时间在

5. 不在

第二部分：吸烟行为

2.01　您是否吸过烟（哪怕只吸一两口）？

　　　1. 是

　　　2. 否（跳至第三部分）

2.02　您尝试第一口烟的年龄？

　　　＿＿＿＿岁

　　　88. 不清楚

2.03　到目前为止您是否吸足了 100 支烟或 3 两烟叶？（注：5 包烟＝100 支香烟）

　　　1. 是

　　　2. 否（跳至第三部分）

2.04　过去 30 天您是否吸烟？

　　　1. 每天吸

　　　2. 吸，但不是每天都吸

　　　3. 过去 30 天没有吸烟（跳至 2.27）

2.05　您什么时候开始每天吸烟的？

　　　＿＿＿＿岁

　　　1. 从来没有每天吸烟

　　　888. 不清楚

2.06　您现在主要吸以下哪种烟？

　　　1. 过滤嘴香烟

　　　2. 无过滤嘴香烟

　　　3. 雪茄

　　　4. 旱烟或手卷烟（跳至 2.08）

　　　5. 烟斗或水烟袋（跳至 2.08）

　　　6. 嚼烟（跳至 2.08）

　　　8. 其他＿＿＿＿

2.07 您通常每天吸多少烟?（完成后跳至 2.09）

       _____支/天

    888. 没有每天吸烟

2.08 您通常每周吸多少两烟?

    □□. □两/周

2.09 您早晨醒来后多长时间吸第一支烟?

    1. 5 分钟内

    2. 6～30 分钟内

    3. 31～60 分钟内

    4. 一小时后

2.10 您现在平均每月吸烟花多少钱?

    □□□□. □元/月

    888. 不详

2.11 下面我将问您在以下地点的吸烟情况,您是经常,有时,还是从未在以下地点吸烟,还是从未去过该地点?

地点		经常	有时	从未	未去过
2.11a	自己家	1	2	3	
2.11b	工作单位	1	2	3	4
2.11c	学校	1	2	3	4
2.11d	公交车或长途车/候车室	1	2	3	4
2.11e	商场	1	2	3	4
2.11f	饭馆、餐厅	1	2	3	4
2.11g	网吧、卡拉 OK 厅	1	2	3	4
2.11f	会议室	1	2	3	4

回答在工作单位从未吸烟者跳至 2.21

2.12 下面我将问您在疾控中心室内的吸烟情况,您是:

    1. 室内任何区域都可以吸

    2. 只在室内某些区域吸

    3. 只在室外（包括露天、阳台）吸

2.13 在下列时间您是经常,有时,还是从不吸烟?

	情况	经常	有时	从不
2.13a	在办公室工作的时候	1	2	3
2.13b	开会的时候	1	2	3
2.13c	休息的时候	1	2	3
2.13d	外来人员来单位办事的时候	1	2	3
2.13e	其他_____	1	2	3

2.14　在疾控中心的下列地点，您是经常、有时还是从不吸烟？

	地点	经常	有时	从不
2.14a	室外露天/阳台	1	2	3
2.14b	办公室	1	2	3
2.14c	大厅、走廊内	1	2	3
2.14d	厕所	1	2	3
2.14e	会议室	1	2	3

2.15　过去 30 天中，您是经常、有时、还是从未当着外来人员的面吸烟？

　　1．经常

　　2．有时

　　3．从不

2.16　过去 30 天中，您是经常、有时、还是从未当着同事的面吸烟？

　　1．经常

　　2．有时

　　3．从不（跳到 2.21）

2.17　过去 30 天中，当您打算吸烟时，您的同事是经常、有时、还是从未阻止你点烟？

　　1．经常

　　2．有时

　　3．从未

2.18　过去 30 天中当您吸烟时，您的同事是经常、有时、还是从未劝你把烟熄灭？

　　1．经常

　　2．有时

　　3．从未

2.19　过去 30 天中，当您吸烟时，您的同事是经常、有时、还是从未劝您去室外吸烟？

    1. 经常

    2. 有时

    3. 从未

    4. 我在疾控中心室内不吸烟

2.20　过去 30 天中，您的同事是经常、有时、还是从未劝您戒烟？

    1. 经常

    2. 有时

    3. 从未

2.21　过去 30 天中在单位里，您是经常、有时、还是从未给外来人员敬烟？

    1. 经常

    2. 有时

    3. 从未

    4. 没有接触外来人员

2.22　过去 30 天中在单位里，您是经常、有时、还是从未接受外来人员敬烟？

    1. 经常

    2. 有时

    3. 从未

    4. 没有接触外来人员

2.23　过去 30 天中在单位里，您是经常、有时、还是从未给同事敬烟？

    1. 经常

    2. 有时

    3. 从未

2.24　过去 30 天中在单位里，您是经常、有时、还是从未接受同事敬烟？

    1. 经常

    2. 有时

    3. 从未

2.25　您是否打算戒烟？

    1. 是

    2. 否（跳至第四部分）

    3. 尚未考虑（跳至第四部分）

2.26　如果是，您打算什么时候戒烟？

　　　　1. 一月内

　　　　2. 1~6月内

　　　　3. 6~12月内

　　　　4. 一年以上跳至第四部分

2.27　您从什么时候起开始不吸烟了？

　　　　□□□□年□□月

　　　　888. 不详

2.28　您戒烟**最**主要的原因是：（选一个答案）

　　　　1. 不喜欢身上的烟味

　　　　2. 家里人希望如此

　　　　3. 朋友/家人/同事戒烟了

　　　　4. 给孩子作个好榜样

　　　　5. 更合理支配开支

　　　　6. 担心健康问题

　　　　7. 已经患病

　　　　8. 其他原因_____

请您回忆戒烟前您吸烟的一些情况，并回答以下问题。

2.29　您多大年龄开始每天吸烟的？

　　　　_____岁

　　　　88. 从来没有每天吸烟

2.30　您戒烟前主要吸以下哪种烟？

　　　　1. 过滤嘴香烟

　　　　2. 无过滤嘴香烟

　　　　3. 雪茄

　　　　4. 旱烟或手卷烟（跳至2.32）

　　　　5. 烟斗或水烟袋（跳至2.32）

　　　　6. 嚼烟（跳至2.32）

　　　　8. 其他_____

2.31　您戒烟前通常每天吸多少烟？（完成后跳至2.33）

　　　　□□支/天

　　　　没有天天吸烟，填0支

2.32　您戒烟前通常每周吸多少两烟？

□□. □两/周

2.33 您戒烟前，通常早晨醒来后多长时间吸第一支烟？

    1. 5 分钟内

    2. 6 ~ 30 分钟内

    3. 31 ~ 60 分钟内

    4. 一小时后

2.34 您戒烟前平均每月吸烟花多少钱？

□□□□. □元/月

    888. 不详

第三部分：被动吸烟暴露

3.01 您是否经常吸入吸烟者呼出的烟雾（即被动吸烟）超过 15 分钟/天？

    1. 几乎每天

    2. 平均每周有 3 天以上

    3. 平均每周有 1 ~ 3 天

    4. 平均每周不到 1 天

    5. 没有

    8. 不清楚

3.02 在通常情况下，一周中有多少天吸烟者当着你的面吸烟？

    _____天/周

    77. 没有（跳至 3.05）

    88. 不详

3.03 通常每天吸烟者有多长时间当着你的面吸烟？

    _____小时_____分钟/天

    88. 不详

3.04 下面我将问您吸烟者当着您的面吸烟的情况，他们是经常，有时，还是从未在以下地点当着您的面吸烟？还是您从未去过该地点？

	地点	经常	有时	从未	未去过
3.04a	自己家	1	2	3	
3.04b	工作单位	1	2	3	4
3.04c	学校	1	2	3	4
3.04d	公交车或长途车/候车室	1	2	3	4

3.04e	商场	1	2	3	4
3.04f	饭馆、餐厅	1	2	3	4
3.04g	网吧、卡拉 OK 厅	1	2	3	4
3.04h	会议室	1	2	3	4

3.05　您同事在单位室内的吸烟情况是

　　　1. 室内任何区域都可以吸

　　　2. 只在室内某些区域吸

　　　3. 只在室外（包括露天、阳台）吸

　　　4. 我的同事都不吸烟（跳至3.12）

3.06　在下列情况下您的同事是经常，有时，还是从不吸烟？

	情况	经常	有时	从不
3.06a	在办公室的时候	1	2	3
3.06b	开会的时候	1	2	3
3.06c	朋友来访或办事的时候	1	2	3
3.06d	外来人员来单位办事的时候	1	2	3
3.06e	其他_____			

3.07　您的同事是经常，有时，还是从未在以下地点吸烟

	地点	经常	有时	从不
3.07a	室外露天/阳台	1	2	3
3.07b	办公室	1	2	3
3.07c	大厅、走廊内	1	2	3
3.07d	会议室	1	2	3
3.07e	其他_____			

3.08　过去30天中您的同事是否**当着您的面吸过烟？**

　　　1. 是

　　　2. 否（跳至3.11）

3.09　过去30天中，您的同事**当着您的面吸烟时**，您是经常，有时，还是从未劝他/她不要吸？

　　　1. 经常

　　　2. 有时

　　　3. 从不

3. 10 过去 30 中，你的同事**当着您的面吸烟时**，您是经常，有时，还是从未劝他/她去室外吸？
    1. 经常
    2. 有时
    3. 从不

3. 11 过去 30 中，您是经常，有时，还是从未劝过您同事戒烟？
    1. 经常
    2. 有时
    3. 从不

3. 12 过去 30 天中在单位里，您是经常、有时、还是从未给外来人员敬烟？
    1. 经常
    2. 有时
    3. 从未
    4. 没有接触外来人员

3. 13 过去 30 天中在单位里，您是经常、有时、还是从未接受外来人员敬烟？
    1. 经常
    2. 有时
    3. 从未
    4. 没有接触外来人员

3. 14 过去 30 天中在单位里，您是经常、有时、还是从未给同事敬烟？
    1. 经常
    2. 有时
    3. 从未

3. 15 过去 30 天中在单位里，您是经常、有时、还是从未接受同事敬烟？
    1. 经常
    2. 有时
    3. 从未

第四部分：基本知识和认识

4. 01 您是否认为以下说法正确？

	问题	是	否	不知道
4.01a	吸烟对健康有害	1	2	8
4.01b	被动吸烟对健康有害	1	2	8
4.01c	被动吸烟的人更容易得心脏病	1	2	8
4.01d	丈夫是吸烟者的女性比其他女性更容易得肺癌	1	2	8
4.01e	和吸烟者生活的孩子更容易得哮喘或呼吸道疾病	1	2	8

4.02 您是否赞同以下观点？

	问题	非常赞同	赞同	无所谓	不赞同	非常不赞同
4.02a	吸烟者不应该当着别人的面吸烟	1	2	3	4	5
4.02b	吸烟者不应该在室内吸烟	1	2	3	4	5
4.02c	家里来客不应该敬烟	1	2	3	4	5

4.03 以下这些场所您认为应不应该禁止吸烟？

	地点	应该完全禁烟	应该部分禁烟	不应该禁烟	不表态
4.03a	医院	1	2	3	8
4.03b	工作场所	1	2	3	8
4.03c	学校	1	2	3	8
4.03d	公交车或长途车/候车室	1	2	3	8
4.03e	商场	1	2	3	8
4.03f	饭馆、餐厅	1	2	3	8
4.03g	卡拉 OK 厅	1	2	3	8
4.03h	会议室	1	2	3	8

4.04 您是否赞同在公共场所（如医院，学校，电影院等）禁止吸烟来保

护不吸烟者的健康?

　　1. 非常赞成

　　2. 赞成

　　3. 无所谓

　　4. 不赞成

　　5. 非常不赞成

4.05　您认为医生应不应该吸烟?

　　1. 任何时间都不应该

　　2. 工作时间不应该

　　3. 任何时间都应该可以

　　8. 不知道

4.06　您认为教师应不应该吸烟?

　　1. 任何时间都不应该

　　2. 工作时间不应该

　　3. 任何时间都应该可以

　　8. 不知道

4.07　你是否赞成禁止向未成年人（<18 岁）售（卖）烟?

　　1. 非常赞成

　　2. 赞成

　　3. 无所谓

　　4. 不赞成

　　5. 非常不赞成

4.08　你是否赞成应该禁止所有香烟广告?

　　1. 非常赞成

　　2. 赞成

　　3. 无所谓

　　4. 不赞成

　　5. 非常不赞成

4.09　您是否听说过"世界无烟日"?

　　1. 是

　　2. 否

　　8. 不详

第五部分：全县控烟干预活动开展情况

5.01 您知道本县（市）公共场所禁止吸烟的规定吗？

    1. 知道

    2. 不知道（跳至5.04）

5.02 您通过什么途径知道控烟规定的？（可多选）

    1. 电视

    2. 报纸

    3. 宣传手册

    4. 各种标语

    5. 宣传人员

    6. 网络

    7. 杂志

    8. 其他（请注明）_____

5.03 您知道规定中禁止吸烟的公共场所有哪些？

	地点	是	否	不知道
5.03a	医院	1	2	3
5.03b	室内工作场所	1	2	3
5.03c	学校	1	2	3
5.03d	公交车或长途车/候车室	1	2	3
5.03e	商场	1	2	3
5.03f	饭馆、餐厅	1	2	3
5.03g	网吧、卡拉OK厅	1	2	3
5.03h	会议室	1	2	3

5.04 最近一年您在以下场所见过人们吸烟吗？

	地点	经常	有时	没有	没注意	未去过
5.04a	医院	1	2	3	4	8
5.04b	室内工作场所	1	2	3	4	8
5.04c	学校	1	2	3	4	8
5.04d	公交车或长途车/候车室	1	2	3	4	8

5.04e	商场	1	2	3	4	8
5.04f	饭馆、餐厅	1	2	3	4	8
5.04g	网吧、卡拉 OK 厅	1	2	3	4	8
5.04h	会议室	1	2	3	4	8

5.05　最近一年您在以下场所见过有人对吸烟者进行劝阻吗?

	地点	经常	有时	没有	没注意	未去过
5.05a	医院	1	2	3	4	8
5.05b	室内工作场所	1	2	3	4	8
5.05c	学校	1	2	3	4	8
5.05d	公交车或长途车/候车室	1	2	3	4	8
5.05e	商场	1	2	3	4	8
5.05f	饭馆、餐厅	1	2	3	4	8
5.05g	网吧、卡拉 OK 厅	1	2	3	4	8
5.05h	会议室	1	2	3	4	8

5.06　在过去一年,您是否在电视上看到过控烟公益广告?

　　　1. 经常看到

　　　2. 有时看到

　　　3. 从未看到 (跳到 5.08)

　　　4. 不清楚 (跳到 5.08)

　　　8. 我不看电视 (跳至 5.10)

5.07　公益广告的内容有 (以下可以多选)

　　　1. 吸烟危害健康

　　　2. 被动吸烟危害健康

　　　3. 不在公共场所吸烟

　　　4. 不在室内吸烟

　　　5. 不当着别人的面吸烟

　　　6. 家里来客不敬烟

　　　7. 其他 (请注明) _____

　　　8. 不清楚

5.08　在过去一年,您在电视上看到过控烟新闻报道吗?

　　　1. 经常看到

  2. 有时看到

  3. 从未看到 （跳至 5.10）

  8. 不清楚 （跳至 5.10）

5.09 宣传的内容有：（可多选）

  1. 吸烟和被动吸烟的流行情况

  2. 吸烟危害健康

  3. 被动吸烟危害健康

  4. 戒烟的方法

  5. 不在公共场所吸烟

  6. 不在室内吸烟

  7. 不当着别人的面吸烟

  8. 家里来客不敬烟

  77. 其他（请注明）_____

  88. 不清楚

5.10 在 5 月 31 日前后，您是否通过以下形式看到或听到了有关控制吸烟的宣传？

	宣传形式	是	否	不清楚
5.10a	电视	1	2	8
5.10b	广播	1	2	8
5.10c	互联网	1	2	8
5.10d	宣传栏/宣传画	1	2	8
5.10e	报纸/杂志	1	2	8
5.10f	宣传单/宣传册	1	2	8
5.10g	标语	1	2	8
5.10h	控烟人员宣传	1	2	8
5.10i	其他	1	2	8

  5.10 均回答否或者不清楚的跳到 5.12 题

5.11 在 5 月 31 日前后，宣传的内容有：（可多选）

  1. 吸烟和被动吸烟的流行情况

  2. 吸烟危害健康

  3. 被动吸烟危害健康

  4. 戒烟的方法

　　5．不在公共场所吸烟

　　6．不在室内吸烟

　　7．不当着别人的面吸烟

　　8．家里来客不敬烟

　　77．其他（请注明）_____

　　88．不清楚

5.12　在 2007 年春节前后，您是否通过以下形式看到或听到了有关控制吸烟的宣传？

	宣传形式	是	否	不清楚
5.12a	电视	1	2	8
5.12b	广播	1	2	8
5.12c	互联网	1	2	8
5.12d	宣传栏/宣传画	1	2	8
5.12e	报纸/杂志	1	2	8
5.12f	宣传单/宣传册	1	2	8
5.12g	标语	1	2	8
5.12h	控烟人员宣传	1	2	8
5.12i	短信/电话	1	2	8
5.12j	其他_____			

5.12 均回答否或不清楚的跳到第六部分

5.13　在春节期间，宣传的内容有：（可多选）

　　1．吸烟危害健康

　　2．被动吸烟危害健康

　　3．戒烟的方法

　　4．不在公共场所吸烟

　　5．不在室内吸烟

　　6．不当着别人的面吸烟

　　7．家里来客不敬烟

　　77．其他（请注明）_____

　　88．不清楚

第六部分：疾控中心控烟干预活动开展情况

6.01　您是否知道疾控中心有控制吸烟的规定？

　　　　1. 是

　　　　2. 否（跳至6.04）

6.02　您是通过什么途径知道疾控中心有控烟规定的？（可多选）

　　　　1. 会议

　　　　2. 张贴/下发的控烟文件

　　　　3. 疾控中心控烟工作人员/同事告知

　　　　4. 标语/宣传栏

　　　　8. 其他（请注明）＿＿＿＿＿

6.03　您知道规定中的内容有哪些吗？（可多选）

	规定内容	是	否	不清楚
6.03a	任何人不准在单位室内吸烟	1	2	8
6.03b	工作人员在上班时间不吸烟	1	2	8
6.03c	工作人员不接受敬烟	1	2	8
6.03d	工作人员有责任对室内吸烟者进行劝阻	1	2	8
6.03e	单位有关部门或领导进行定期/不定期控烟检查	1	2	8
6.03f	控烟检查结果与职工的评优考核挂钩	1	2	8
6.03g	疾控中心对违反规定的人员进行教育乃至罚款	1	2	8

6.04　过去30天，在单位，您是经常，有时，还是从未看到有人在室内吸烟？

　　　　1. 经常

　　　　2. 有时

　　　　3. 从未（跳至6.07）

6.05　过去30天，在单位，有人在室内吸烟时，您是经常，有时，还是从未看到有人对他劝阻？

　　　　1. 经常

　　　　2. 有时

　　　　3. 从未

6.06　过去30天，在疾控中心的以下地点，您是经常、有时、还是从未看

到过有人吸烟

	地点	经常	有时	从未
6.06a	室外露天/阳台	1	2	3
6.06b	办公室	1	2	3
6.06c	大厅、走廊内	1	2	3
6.06d	厕所	1	2	3
6.06e	会议室	1	2	3

6.07 过去 30 天，在疾控中心，您是经常、有时、还是从未对吸烟者进行劝阻？

    1. 经常

    2. 有时

    3. 从未

6.08 过去 30 天中，在疾控中心，您是经常、有时、还是从未给别人敬烟？

    1. 经常

    2. 有时

    3. 从未

6.09 过去 30 天中，在疾控中心，您是经常、有时、还是从未接受别人敬烟？

    1. 经常

    2. 有时

    3. 从未

6.10 在过去一年，您是否在疾控中心内看到或听到了以下有关控制吸烟的宣传？

	宣传形式	是	否	不清楚
6.10a	会议宣传	1	2	8
6.10b	宣传栏/宣传画	1	2	8
6.10c	报纸/杂志	1	2	8
6.10d	宣传单/宣传册	1	2	8
6.10e	标语	1	2	8
6.10f	控烟人员宣传	1	2	8
6.10g	短信/电话	1	2	8

6.11 在过去一年，疾控中心宣传的内容有：（可多选）

    1. 吸烟和被动吸烟的流行情况

    2. 吸烟危害健康

    3. 被动吸烟危害健康

    4. 戒烟的方法

    5. 疾控中心控烟规定

    6. 不在公共场所吸烟

    7. 不在室内吸烟

    8. 不当着孩子的面吸烟

    9. 家里来客不敬烟

    77. 其他（请注明）_____

谢谢您的参与！

附件7 终期效果评价全县、干预社区居民问卷调查表

被调查县名称：_____ 编号：☐

被调查行政村/居委会名称：_____ 编号：☐☐☐

被调查自然村/城市片区名称：_____ 编号：☐☐

被调查户编号：☐☐☐

被调查者姓名：_____

被调查者住址：_____

调查日期：☐☐☐☐年☐☐月☐☐日

调查开始时间：☐☐时☐☐分

调查结束时间：☐☐时☐☐分

调查员编号：☐☐

全球控烟研究中国研究合作中心
中国医学科学院基础医学研究所

项目名称：烟草控制流行病学、监测和干预能力建设项目
项目总负责人：Jonathan Samet（美国南加州大学）
中方项目负责人：杨功焕（中国医学科学院/北京协和医学院）
资助单位：美国国立卫生院 Fogarty 国际中心
项目号#：RO1 – HL – 73699

家庭成员信息表

KISH 表代码＿＿＿＿＿＿＿   家庭电话＿＿＿＿＿＿＿

姓名	性别 1＝男 2＝女	与户主的 关系代码	年龄	在家居住/ 生活时间	年龄是否 在 18～69 岁	编号	在确定的被调查 者一栏中打"√"

注：**家庭成员定义**：家庭成员即指共同生活的有血缘或无血缘关系的几个人形成的组合体。包括无正式户口，临时或长期居住、生活在一起的亲友及保姆。不包括临时在家玩的亲友，也不包括长期（＞半年）在外地学习或工作而不住在家中的亲属，以及虽然在外不超过半年，但目前在外地学习或工作，1 个月内无法返家的亲属。

与户主的关系代码：1＝户主，2＝配偶，3＝儿子或女儿，4＝儿媳或女婿，5＝孙子女或外孙子女，6＝父母，7＝公婆/岳父母，8＝兄弟或姐妹，9＝祖/外祖父母，10＝其他亲属，11＝无亲属关系（朋友、服务人员、寄宿者、其他）。

在家居住/生活时间：符合家庭成员定义的填写，1＝小于 3 个月，2＝大于等于 3 个月，且小于 6 个月，3＝大于等于 6 个月。

年龄是否在 18～69 岁代码：1＝是，0＝否。

编号：只对年龄在 18～69 岁的家庭成员编号，编号顺序：先男性，后女性，同一性别中按照年龄从大到小排序。序号从 1 开始递增。

您是否完全明白这个知情同意书？而且是否愿意参与这个调查？如果**愿意**，请您签名或盖章表示同意。

被调查者签字（或盖章）：

签字日期：☐☐☐☐年☐☐月☐☐日

调查员签字（或盖章）：

签字日期：☐☐☐☐年☐☐月☐☐日

证明人签字（或盖章）：

签字日期：☐☐☐☐年☐☐月☐☐日

（**注**：当被调查者不能阅读或书写时由证明人代其签名表明被调查者同意参与调查，但调查员不能充当证明人。）

被调查者完成调查情况： 请在符合被调查者完成调查情况的方框内打"√"，其他原因中断调查时，则直接在方框内填写原因。

被调查者情况	第一次调查 ☐☐月☐☐日	第二次调查 ☐☐月☐☐日	第三次调查 ☐☐月☐☐日
1. 完成调查			
2. 被调查者因语言障碍，无法交谈			
3. 被调查者因疾病、有精神或听说障碍，不能回答问题			
4. 无符合要求的调查对象			
5. 被调查者拒绝调查			
6. 调查期间家里没人			
7. 调查期间家里有人，调查员联系不上			
8. 被调查者调查期间不在家			
9. 被调查者调查期间在家，调查员联系不上			
10. 其他原因中断调查			

第一部分：人口学特征

1.01 您的出生日期：□□□□年□□月□□日

（若为阴历，则月份加 1；若日期不清，则记录为 15 日。）

1.02 您的性别：

    1. 男性

    2. 女性

1.03 您的民族：

    1. 汉族

    8. 其他_____

1.04 您的婚姻状况：

    1. 在婚

    2. 离异

    3. 丧偶

    4. 未婚

1.05 您的文化程度：

    1. 未上过学

    2. 扫盲班

    3. 小学

    4. 初中

    5. 高中或中专

    6. 大专及大专以上

1.06 您目前的职业：

    1. 国家机关及国有事业单位工作人员

    2. 专业技术人员

    3. 企业工人

    4. 商业服务业人员

    5. 医务人员

    6. 教育工作者

    7. 交通运输业人员

    8. 农渔牧业劳动者

    9. 三资企业、民营企业及个体经营者

    10. 学生

　　　11．无正式工作的临时工或无业人员

　　　12．料理家务

　　　13．离退休人员

　　　88．其他

1.07　除了在家里，您通常一天中大部分时间是：

　　　1．在室内

　　　2．在室外（跳至 1.10）

　　　3．室内和室外

1.08　该场所是否有任何禁止吸烟的规定？

　　　1．有

　　　2．没有

　　　8．不详

1.09　该场所有关室内吸烟的规定是：

　　　1．室内任何地方都不允许吸烟

　　　2．室内某些区域可以吸烟

　　　3．室内任何地方都可以吸烟

　　　8．不详

1.10　您家每年收入（包括所有来源）是多少？

　　　1．＜2000 元

　　　2．2000～4999 元

　　　3．5000～9999 元

　　　4．10,000～49,999 元

　　　5．50,000 及以上

　　　8．不详

　　　9．拒绝回答

第二部分：吸烟行为

2.01　您是否吸过烟（哪怕只吸一两口）？

　　　1．是

　　　2．否（跳至第三部分）

2.02　您尝试第一口烟的年龄？

　　　_____岁

　　　88．不详

2.03　到目前为止，您是否吸足了 100 支烟或 3 两烟叶？（注：5 包烟 = 100 支香烟）

　　　1．是

　　　2．否（跳至第三部分）

2.04　过去 30 天您是否吸烟？

　　　1．每天吸

　　　2．吸，但不是每天都吸

　　　3．过去 30 天没有吸烟（跳至 2.22）

2.05　您什么时候开始每天吸烟的？

　　　＿＿＿＿岁

　　　1．从来没有每天吸烟

　　　88．不详

2.06　您现在主要吸以下哪种烟（选一个答案）：

　　　1．过滤嘴香烟

　　　2．无过滤嘴香烟

　　　3．雪茄

　　　4．旱烟或手卷烟（跳至 2.08）

　　　5．烟斗或水烟袋（跳至 2.08）

　　　6．嚼烟（跳至 2.08）

　　　7．其他＿＿＿＿＿

2.07　您通常每天吸多少烟？（完成后跳至 2.09）

　　　＿＿＿＿＿支/天（2.04 中选 2 者填 0）

2.08　您通常每周吸多少两烟？

　　　＿＿＿＿＿．＿＿＿＿＿两/周（2.04 中选 2 者填 0）

2.09　您早晨醒来后多长时间吸第一支烟？

　　　1．5 分钟内

　　　2．6 ~ 30 分钟内

　　　3．31 ~ 60 分钟内

　　　4．一小时后

　　　5．无规律

2.10　您现在平均每月吸烟花多少钱？

　　　＿＿＿＿＿．＿＿＿＿＿元/月

　　　88．不详

　　　　99．拒绝回答

2.11　下面我将问您在以下地点的吸烟情况，在过去的 2 年，您是经常，有时，还是从未在以下地点吸烟，还是从未去过该地点？

	地点	经常	有时	从未	未去过	不详
2.11a	自己家	1	2	3	–	8
2.11b	医院/保健站/所等医疗机构	1	2	3	4	8
2.11c	学校	1	2	3	4	8
2.11d	室内工作场所	1	2	3	4	8
2.11e	公交车/长途车	1	2	3	4	8
2.11f	候车室	1	2	3	4	8
2.11g	商场/超市	1	2	3	4	8
2.11h	饭馆/餐厅	1	2	3	4	8
2.11i	酒吧/网吧/卡拉 OK 厅	1	2	3	4	8
2.11j	会议室	1	2	3	4	8
2.11k	影剧院/录像厅/体育馆等娱乐场所	1	2	3	4	8

（注：2.11a 选择"3"或者"8"时跳至 2.18）

2.12　您在自己家里吸烟时，在下列情况/场合下您是经常，有时，还是从不吸烟？

	场合	经常	有时	从不	不详
2.12a	看电视的时候	1	2	3	8
2.12b	在饭桌上	1	2	3	8
2.12c	当着孩子*的面	1	2	3	8
2.12d	全家人在一起的时候	1	2	3	8
2.12e	招待客人的时候	1	2	3	8

（注：孩子*指年龄小于 15 岁，且包括别人家的孩子，以下同。）

2.13　以下有关在家里吸烟的描述，最符合您情况的是？

　　　　1．室内、室外任何地方都可以吸烟

　　　　2．室外某些地方可以吸烟，如开放式阳台、院子等

　　　　3．室内、室外任何地方都不可以吸烟

4. 室内某些地方可以吸烟，如厕所、厨房、封闭式阳台等

2.14　您是经常、有时、还是从不当着孩子的面吸烟?

    1. 经常

    2. 有时

    3. 从不

2.15　过去 30 天中当您打算吸烟时，您家里人是经常、有时、还是从未阻止你点烟?

    1. 经常

    2. 有时

    3. 从未

2.16　过去 30 天中当您吸烟时，您家里人是经常、有时、还是从未劝你把烟熄灭?

    1. 经常

    2. 有时

    3. 从未

2.17　过去 30 天中，您家里人是经常、有时、还是从未劝您去室外吸烟?

    1. 经常

    2. 有时

    3. 从未

    4. 我在家里室内不吸烟

2.18　过去 30 天中，您家里人是经常、有时、还是从未劝您戒烟?

    1. 经常

    2. 有时

    3. 从未

2.19　过去一年内，是否有医务人员曾经劝您戒烟?

    1. 是

    2. 否

    3. 过去一年没有和医务人员见过面

2.20　您是否打算戒烟?

    1. 是

    2. 否（跳至第四部分）

    8. 尚未考虑（跳至第四部分）

2.21　如果是，您打算什么时候戒烟?

1. 一月内
2. 1～6 月内
3. 6～12 月内
4. 一年以上

跳至第四部分

2.22 您从什么时候起没有吸烟了?

□□□□年□□月

88．不详

2.23 您戒烟**最**主要的原因是：（选一个答案）

1. 不喜欢身上的烟味
2. 家里人希望如此
3. 朋友/家人/同事戒烟了
4. 给孩子作个好榜样
5. 更合理支配开支
6. 担心健康问题
7. 已经患病
8. 其他原因_____
88．不详
99．拒绝回答

请您回忆戒烟前您吸烟的一些情况，并回答以下问题。

2.24 您多大年龄开始每天吸烟的?

_____岁

77．从来没有每天吸烟

88．不详

2.25 您戒烟前主要吸以下哪种烟：（选一个答案）

1. 过滤嘴香烟
2. 无过滤嘴香烟
3. 雪茄
4. 旱烟或手卷烟（跳至 2.27）
5. 烟斗或水烟袋（跳至 2.27）
6. 嚼烟（跳至 2.27）
7. 其他_____

2.26 您戒烟前通常每天吸多少烟?（完成后跳至 2.28）

_____支/天　　没有天天吸烟，填 0

2.27　您戒烟前通常每周吸多少两烟?

_____．_____两/周　　没有天天吸烟，填 0

2.28　您戒烟前，通常早晨醒来后多长时间吸第一支烟?

1．5 分钟内

2．6~30 分钟内

3．31~60 分钟内

4．一小时后

5．无规律

2.29　您戒烟前平均每月吸烟花多少钱?

_____．_____元/月

88．不详

99．拒绝回答

第三部分：被动吸烟暴露

3.01　您每周有多少天吸入吸烟者呼出的烟雾（即被动吸烟）超过 15 分钟?

1．几乎每天

2．平均每周有 3 天以上

3．平均每周有 1~3 天

4．平均每周不到 1 天

5．没有

8．不详

3.02　在通常情况下，一周中有多少天吸烟者当着您的面吸烟?

_____天/周

77．没有（跳至 3.05）

88．不详

3.03　通常每天吸烟者有多长时间当着您的面吸烟?

_____小时_____分钟/天

88．不详

3.04　下面我将问您吸烟者当着您的面吸烟的情况，在过去的 2 年，他们是经常，有时，还是从未在以下地点当着您的面吸烟? 还是您从未去过该地点?

	地点	经常	有时	从未	未去过	不详
3.04a	自己家	1	2	3	–	8
3.04b	医院/保健站/所等医疗机构	1	2	3	4	8
3.04c	学校	1	2	3	4	8
3.04d	室内工作场所	1	2	3	4	8
3.04e	公交车/长途车	1	2	3	4	8
3.04f	候车室	1	2	3	4	8
3.04g	商场/超市	1	2	3	4	8
3.04h	饭馆/餐厅	1	2	3	4	8
3.04i	酒吧/网吧/卡拉 OK 厅	1	2	3	4	8
3.04j	会议室	1	2	3	4	8
3.04k	影剧院/录像厅/体育馆等娱乐场所	1	2	3	4	8

3.05　您家里人是否有吸烟者？

　　2. 有

　　3. 没有（跳至 3.11）

3.06　过去 30 天中，您家里人是否当着您的面吸过烟？

　　1. 是

　　2. 否

3.07　过去 30 天是否有家里人当着您家孩子的面吸过烟？

　　1. 是

　　2. 否

　　3. 我家没有孩子

　　8. 不详

3.08　过去 30 天中，您家里人当着您的面吸烟时，您是经常，有时，还是从未劝他/她不要吸？

　　1. 经常

　　2. 有时

　　3. 从未

3.09　过去 30 天中，您家里人当着您的面吸烟时，您是经常，有时，还是从未劝他/她去室外吸？

1. 经常

2. 有时

3. 从未

4. 家里人从不在室内当着我的面吸烟

3.10 过去 30 天中，您是经常，有时，还是从未劝过您家里人戒烟？

    1. 经常

    2. 有时

    3. 从未

3.11 您家来客人时，您是经常，有时，还是从未向客人敬烟？

    1. 经常

    2. 有时

    3. 从未

3.12 您家室内吸烟符合下列哪种情况 **（包括来客人的时候）**？

    1. 没有限制，任何地方都可以吸

    2. 某些地方可以吸

    3. 任何地方都不可以吸烟

第四部分：基本知识和认识

4.01 您认为被动吸烟 **（又称二手烟，即指有人当着您的面吸烟，您吸入吸烟者呼出的烟雾）** 对健康有害吗？

    1. 没有危害

    2. 有轻微危害

    3. 有中度危害

    4. 有严重危害

    5. 知道有危害，但不知道危害程度

    8. 不知道

4.02 您是否赞同以下说法：

问题		是	否	不知道
4.02a	被动吸烟的人更容易得心脏病	1	2	8
4.02b	丈夫是吸烟者的女性比其他女性更容易得肺癌	1	2	8

| 4.02c | 和吸烟者生活的孩子更容易得哮喘或呼吸道疾病 | 1 | 2 | 8 |

4.03 以下这些场所您认为应不应该禁止吸烟?

地点	应该完全禁烟	应该部分禁烟	不应该禁烟	不表态
4.03a 医院/保健站/所等医疗机构	1	2	3	8
4.03b 学校	1	2	3	8
4.03c 室内工作场所	1	2	3	8
4.03d 公交车/长途车	1	2	3	8
4.03e 候车室	1	2	3	8
4.03f 商场/超市	1	2	3	8
4.03g 饭馆/餐厅	1	2	3	8
4.03h 酒吧/网吧/卡拉OK厅	1	2	3	8
4.03i 会议室	1	2	3	8
4.03j 影剧院/录像厅/体育馆等娱乐场所	1	2	3	8

4.04 您是否赞同在公共场所（如医院，学校，电影院等）禁止吸烟来保护不吸烟者的健康?
1. 非常赞成
2. 赞成
3. 不赞成
4. 非常不赞成
8. 无所谓

4.05 您认为医生应不应该吸烟?
1. 任何时间都不应该
2. 工作时间不应该
3. 任何时间都应该可以
8. 不知道

4.06 您认为教师应不应该吸烟?

1. 任何时间都不应该

2. 工作时间不应该

3. 任何时间都应该可以

8. 不知道

4.07 您是否赞成禁止向未成年人（＜18 岁）售（卖）烟?

1. 非常赞成

2. 赞成

3. 不赞成

4. 非常不赞成

8. 无所谓

4.08 您是否赞成应该禁止所有卷烟广告?

1. 非常赞成

2. 赞成

3. 不赞成

4. 非常不赞成

8. 无所谓

4.09 您是否听说过"世界无烟日"?

1. 是

2. 否

4.10 过去 30 天，您是否在以下这些地方看到或听到了有关控制吸烟的宣传?

	途径	是	否	未接触	不详
4.10a	电视节目	1	2	4	8
4.10b	广播	1	2	4	8
4.10c	互联网	1	2	4	8
4.10d	宣传栏（包括学校，医院及街头的宣传栏）	1	2	4	8
4.10e	书报杂志	1	2	4	8

第五部分：控制吸烟活动知晓情况

5.01 在过去的 2 年，您是否经常、有时，还是从未通过以下途径听说或看到过控制吸烟的宣传?

宣传途径	经常	有时	从未	不详
5.01a　电视	1	2	3	8
5.01b　广播	1	2	3	8
5.01c　讲座	1	2	3	8
5.01d　报纸	1	2	3	8
5.01e　杂志	1	2	3	8
5.01f　宣传手册	1	2	3	8
5.01g　宣传栏	1	2	3	8
5.01h　宣传画	1	2	3	8
5.01i　宣传单	1	2	3	8
5.01j　宣传标语	1	2	3	8
5.01k　互联网	1	2	3	8
5.01l　短信息/电话	1	2	3	8
5.01m　无烟家庭、控烟标兵评比	1	2	3	8
5.01n　文艺、体育、咨询等落地活动	1	2	3	8
5.01o　其他（注明）_____	1	2	3	8
5.01p　其他（注明）_____	1	2	3	8

5.02　在过去的 2 年，您是否在春节期间听说或看到过控制吸烟的宣传？

　　　1. 是

　　　2. 否

　　　8. 不清楚

5.03　在过去的 2 年，您是否在"5.31 世界无烟日"期间听说或看到过控制吸烟的宣传？

　　　1. 是

　　　2. 否

　　　8. 不清楚

5.04　在过去的 2 年，您是经常、有时，还是从未听说或看到过以下关键信息的宣传？

关键信息	经常	有时	从未	不清楚
5.04a　吸烟者不应该当着别人的面吸烟	1	2	3	8

5.04b	吸烟者不应该在室内吸烟	1	2	3	8
5.04c	家里来客不应该敬烟	1	2	3	8

（注：如果从未听说或看到过，以及不清楚，则跳至5.06。）

5.05 如果您听说或看过以上关键信息的宣传，您是否赞成这些观点？

问题	非常赞同	赞同	无所谓	不赞同	非常不赞同
5.05a 吸烟者不应该当着别人的面吸烟	1	2	3	4	5
5.05b 吸烟者不应该在室内吸烟	1	2	3	4	5
5.05c 家里来客不应该敬烟	1	2	3	4	5

5.06 您是否知道本县公共场所禁止吸烟的规定？

　　1. 知道，我县没有公共场所禁止吸烟的规定（跳至5.08）

　　2. 知道，我县有公共场所禁止吸烟的规定

　　8. 不知道（跳至5.08）

5.07 如果您知道本县有公共场所禁止吸烟的规定，这些公共场所包括哪些？（可多选）

　　1. 医院/保健站/所等医疗机构

　　2. 学校

　　3. 室内工作场所

　　4. 公交车/长途车

　　5. 候车室

　　6. 商场/超市

　　7. 饭馆/餐厅

　　8. 酒吧/网吧/卡拉OK厅

　　9. 会议室

　　10. 影剧院/录像厅/体育馆等娱乐场所

5.08 在过去的2年，您在以下公共场所经常，有时，还是从未见过有人吸烟？

	公共场所	经常	有时	从未	从未去过	不详
5.08a	医院/保健站/所等医疗机构	1	2	3	4	8
5.08b	学校	1	2	3	4	8
5.08c	室内工作场所	1	2	3	4	8
5.08d	公交车/长途车	1	2	3	4	8
5.08e	候车室	1	2	3	4	8
5.08f	商场/超市	1	2	3	4	8
5.08g	饭馆/餐厅	1	2	3	4	8
5.08h	酒吧/网吧/卡拉OK厅	1	2	3	4	8
5.08i	会议室	1	2	3	4	8
5.08j	影剧院/录像厅/体育馆等娱乐场所	1	2	3	4	8

谢谢您的参与！

调查员评价：

6.01 被调查对象合作程度：

    1. 完全配合

    2. 基本配合

    3. 不大配合

    4. 完全不配合

6.02 被调查对象对问卷内容理解程度：

    1. 完全理解 （＞90%）

    2. 大部分理解 （＞60%）

    3. 部分理解 （50%左右）

    4. 不理解 （＜40%）

调查员评价

附件8 终期效果评价医院职工问卷调查表

被调查县名称：_____   编号：□

被调查医院名称：_____   编号：□□

被调查者姓名：_____   编号：□□

调查日期：   □□□□年□□月□□日

调查开始时间：   □□时□□分

调查结束时间：   □□时□□分

调查员编号：   □□

全球控烟研究中国研究合作中心
中国医学科学院基础医学研究所

项目名称：烟草控制流行病学、监测和干预能力建设项目
项目总负责人：Jonathan Samet（美国南加州大学）
中方项目负责人：杨功焕（中国医学科学院/北京协和医学院）
资助单位：美国国立卫生院 Fogarty 国际中心
项目号#：RO1 – HL – 73699

您是否完全明白这个知情同意书？而且是否愿意参与这个调查？如果**愿意**，请您签名或盖章表示同意。

被调查者签字（或盖章）：

签字日期：□□□□年□□月□□日

调查员签字（或盖章）：

签字日期：□□□□年□□月□□日

证明人签字（或盖章）：

签字日期：□□□□年□□月□□日

（注：当被调查者不能阅读或书写时由证明人代其签名表明被调查者同意参与调查，但调查员不能充当证明人。）

被调查者完成调查情况：请在符合被调查者完成调查情况的方框内打"√"，其他原因中断调查时，则直接在方框内填写原因。

被调查者情况	第一次调查 □□月□□日	第二次调查 □□月□□日	第三次调查 □□月□□日
1. 完成调查			
2. 被调查者拒绝调查			
3. 被调查者调查期间不在单位			
4. 被调查者调查期间在单位，调查员联系不上			
5. 其他原因中断调查			

第一部分：人口学特征

1.01　您的出生日期：☐☐☐☐年☐☐月☐☐日

（若为阴历，则月份加 1；若日期不清，则记录为 15 日。）

1.02　您的性别：

    1.　男性

    2.　女性

1.03　您的民族：

    1.　汉族

    8.　其他_____

1.04　您的婚姻状况：

    1.　在婚

    2.　离异

    3.　丧偶

    4.　未婚

1.05　您的文化程度：

    1.　未上过学

    2.　扫盲班

    3.　小学

    4.　初中

    5.　高中或中专

    6.　大专及大专以上

1.06　您目前的工作岗位：

    1.　临床

    2.　预防

    3.　护理

    4.　医技

    5.　病案统计

    6.　后勤

    7.　行政

    8.　其他_____

1.07　您在工作期间是否与病人接触？

    1.　是

2. 否

1.08 在过去的 2 年，您在本单位工作的时间是

    1. 全部时间都在

    2. 多数时间在

    3. 约一半时间在

    4. 少数时间在

    5. 不在

1.09 您家每年收入（包括所有来源）是多少?

    1. ＜2000 元

    2. 2000 ~ 4999 元

    3. 5000 ~ 9999 元

    4. 10,000 ~ 49,999 元

    5. 50,000 及以上

    8. 不详

    9. 拒绝回答

第二部分：吸烟行为

2.01 您是否吸过烟（哪怕只吸一两口）?

    1. 是

    2. 否（跳至第三部分）

2.02 您尝试第一口烟的年龄?

    _____岁

    88. 不详

2.03 到目前为止，您是否吸足了 100 支烟或 3 两烟叶?（注：5 包烟 = 100 支香烟）

    1. 是

    2. 否（跳至第三部分）

2.04 过去 30 天您是否吸烟?

    1. 每天吸

    2. 吸，但不是每天都吸

    3. 过去 30 天没有吸烟（跳至 2.26）

2.05 您什么时候开始每天吸烟的?

    岁

      1. 从来没有每天吸烟

      88. 不详

2.06 您现在主要吸以下哪种烟:（选一个答案）

      1. 过滤嘴香烟

      2. 无过滤嘴香烟

      3. 雪茄

      4. 旱烟或手卷烟（跳至 2.08）

      5. 烟斗或水烟袋（跳至 2.08）

      6. 嚼烟（跳至 2.08）

      7. 其他_____

2.07 您通常每天吸多少烟?（完成后跳至 2.09）

      _____支/天   （2.04 中选 2 者，填 0）

2.08 您通常每周吸多少两烟?

      _____. _____两/周   （2.04 中选 2 者，填 0）

2.09 您早晨醒来后多长时间吸第一支烟?

      1. 5 分钟内

      2. 6~30 分钟内

      3. 31~60 分钟内

      4. 一小时后

      5. 无规律

2.10 您现在平均每月吸烟花多少钱?

      _____. _____元/月

      88. 不详

      99. 拒绝回答

2.11 下面我将问您在以下地点的吸烟情况，在过去的 2 年，您是经常，有时，还是从未在以下地点吸烟，还是从未去过该地点?

	地点	经常	有时	从未	未去过	不详
2.11a	自己家	1	2	3	—	8
2.11b	学校	1	2	3	4	8
2.11c	公交/长途车	1	2	3	4	8
2.11d	候车室	1	2	3	4	8
2.11e	商场/超市	1	2	3	4	8

2.11f	饭馆/餐厅	1	2	3	4	8
2.11g	酒吧/网吧/卡拉 OK 厅	1	2	3	4	8
2.11h	影剧院/录像厅/体育馆等娱乐场所	1	2	3	4	8

2.12　您在工作单位是经常、有时，还是从不吸烟?

  1.　经常

  2.　有时

  3.　从不（跳至 2.20）

2.13　您在单位吸烟时，在下列情况/场合下您是经常，有时，还是从不吸烟，还是从未遇到这些情况/场合?

	场合	经常	有时	从不	未遇到	不详
2.13a	诊治病人的时候	1	2	3	4	8
2.13b	在办公室工作的时候	1	2	3	4	8
2.13c	开会的时候	1	2	3	4	8
2.13d	休息的时候	1	2	3	4	8
2.13e	其他＿＿＿	1	2	3	4	8

2.14　您在单位吸烟时，在以下地点您是经常、有时还是从不吸烟?

	地点	经常	有时	从不	不祥
2.14a	室外露天/开放式走廊、阳台	1	2	3	8
2.14b	门诊诊疗室	1	2	3	8
2.14c	病房	1	2	3	8
2.14d	办公室	1	2	3	8
2.14e	大厅/封闭式走廊、阳台	1	2	3	8
2.14f	厕所	1	2	3	8
2.14g	会议室	1	2	3	8
2.14h	休息室	1	2	3	8
2.14i	其他＿＿＿	1	2	3	8

2.15　过去 30 天中，您是经常、有时、还是从不当着患者/家属的面吸烟?

  1.　经常

  2.　有时

  3.　从不

2.16 过去 30 天中，您是经常、有时、还是从不当着同事的面吸烟？

    1.　经常

    2.　有时

    3.　从不（跳至 2.20）

2.17 过去 30 天中，当您打算在同事面前吸烟时，您的同事是经常、有时、还是从不阻止您点烟？

    1.　经常

    2.　有时

    3.　从不

2.18 过去 30 天中，当您当着同事的面吸烟时，您的同事是经常、有时、还是从不劝您把烟熄灭？

    1.　经常

    2.　有时

    3.　从不

2.19 过去 30 天中，当您当着同事的面吸烟时，您的同事是经常、有时、还是从不劝您去室外吸烟？

    1.　经常

    2.　有时

    3.　从不

    4.　我在单位室内不吸烟

2.20 过去 30 天中，您的同事是经常、有时、还是从不劝您戒烟？

    1.　经常

    2.　有时

    3.　从不

2.21 过去 30 天中，您在单位是经常、有时、还是从不给别人敬烟？

    1.　经常

    2.　有时

    3.　从不

2.22 过去 30 天中，您在单位是经常、有时、还是从不接受同事敬烟？

    1.　经常

    2.　有时

    3.　从不

2.23 过去 30 天中，您在单位是经常、有时、还是从不接受患者/家属的敬烟？

    1. 经常

    2. 有时

    3. 从不

    4. 没有接触患者/家属

2.24　您是否打算戒烟？

    1. 是

    2. 否（跳至第四部分）

    8. 尚未考虑（跳至第四部分）

2.25　如果是，您打算什么时候戒烟？

    1. 一月内

    2. 1～6 月内

    3. 6～12 月内

    4. 一年以上

跳至第四部分

2.26　您从什么时候起没有吸烟了？

    □□□□年□□月

    88. 不详

2.27　您戒烟**最**主要的原因是：（选一个答案）

    1. 不喜欢身上的烟味

    2. 家里人希望如此

    3. 朋友/家人/同事戒烟了

    4. 给孩子作个好榜样

    5. 更合理支配开支

    6. 担心健康问题

    7. 已经患病

    8. 其他原因_____

    88. 不详

    99. 拒绝回答

请您回忆戒烟前您吸烟的一些情况，并回答以下问题。

2.28　您多大年龄开始每天吸烟的？

    _____岁

    77. 从来没有每天吸烟

88．不详

2.29 您戒烟前主要吸以下哪种烟：（选一个答案）

    1．过滤嘴香烟

    2．无过滤嘴香烟

    3．雪茄

    4．旱烟或手卷烟（跳至2.31）

    5．烟斗或水烟袋（跳至2.31）

    6．嚼烟（跳至2.31）

    7．其他_____

2.30 您戒烟前通常每天吸多少烟？（完成后跳至2.32）

    _____支/天（没有天天吸烟，填0）

2.31 您戒烟前通常每周吸多少两烟？

    _____．_____两/周（没有天天吸烟，填0）

2.32 您戒烟前，通常早晨醒来后多长时间吸第一支烟？

    1．5分钟内

    2．6~30分钟内

    3．31~60分钟内

    4．一小时后

    5．无规律

2.33 您戒烟前平均每月吸烟花多少钱？

    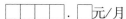□□□□．□元/月

    88．不详

    99．拒绝回答

第三部分：被动吸烟暴露

3.01 您每周有多少天吸入吸烟者呼出的烟雾（即被动吸烟）超过15分钟？

    1．几乎每天

    2．平均每周有3天以上

    3．平均每周有1~3天

    4．平均每周不到1天

    5．没有

    8．不详

3.02 在通常情况下，一周中有多少天吸烟者当着您的面吸烟？

　　　　　_____天/周

　　　77．没有（跳至 3.05）

　　　88．不详

3.03 通常每天吸烟者有多长时间当着您的面吸烟？

　　　　　_____小时_____分钟/天

　　　88．不详

3.04 下面我将问您有关吸烟者当着您的面吸烟的情况，在过去的 2 年，他们是经常，有时，还是从未在以下地点当着您的面吸烟？还是您从未去过该地点？

	地点	经常	有时	从未	未去过	不详
3.04a	自己家	1	2	3	–	8
3.04b	学校	1	2	3	4	8
3.04c	公交车/长途车	1	2	3	4	8
3.04d	候车室	1	2	3	4	8
3.04e	商场/超市	1	2	3	4	8
3.04f	饭馆/餐厅	1	2	3	4	8
3.04g	酒吧/网吧/卡拉 OK 厅	1	2	3	4	8
3.04h	影剧院/录像厅/体育馆等娱乐场所	1	2	3	4	8

3.05 您单位的同事是否有吸烟者？

　　　1．有

　　　2．没有（跳至 3.13）

3.06 您单位的同事在下列情况/场合下是经常，有时，还是从不吸烟，还是从未遇到这些情况/场合？

	场合	经常	有时	从不	未遇到	不详
3.06a	诊治病人的时候	1	2	3	4	8
3.06b	在办公室工作的时候	1	2	3	4	8
3.06c	开会的时候	1	2	3	4	8
3.06d	休息的时候	1	2	3	4	8
3.06e	其他_____	1	2	3	4	8

3.07 您单位的同事在以下场所/地点是经常、有时还是从不吸烟?

	场所/地点	经常	有时	从不	不祥
3.07a	室外露天/开放式走廊、阳台	1	2	3	8
3.07b	门诊诊疗室	1	2	3	8
3.07c	病房	1	2	3	8
3.07d	办公室	1	2	3	8
3.07e	大厅、封闭式走廊、阳台	1	2	3	8
3.07f	厕所	1	2	3	8
3.07g	会议室	1	2	3	8
3.07h	休息室	1	2	3	8
3.07i	其他_____	1	2	3	8

3.08 过去30天,您的同事是经常,有时,还是从不**当着患者/家属的面吸烟?**

    1. 经常

    2. 有时

    3. 从不

3.09 过去30天,您的同事是经常,有时,还是从不**当着您的面吸烟?**

    1. 经常

    2. 有时

    3. 从不 (跳至3.12)

3.10 过去30天中,您的同事**当着您的面吸烟时**,您是经常,有时,还是从不劝他/她不要吸?

    1. 经常

    2. 有时

    3. 从不

3.11 过去30天中,您的同事**当着您的面吸烟时**,您是经常,有时,还是从不劝他/她去室外吸?

    1. 经常

    2. 有时

    3. 从不

4．我的同事从不在室内当着我的面吸烟

3.12　过去 30 天中，您是经常，有时，还是从未劝过您同事戒烟？

　　　1．经常

　　　2．有时

　　　3．从未

3.13　过去 30 天中，您在单位是经常，有时，还是从不给别人敬烟？

　　　1．经常

　　　2．有时

　　　3．从不

3.14　过去 30 天中，您在单位是经常、有时、还是从不接受同事敬烟？

　　　1．经常

　　　2．有时

　　　3．从未

3.15　过去 30 天中，您在单位是经常、有时、还是从不接受患者/家属的敬烟？

　　　1．经常

　　　2．有时

　　　3．从不

　　　4．没有接触患者/家属

3.16　您单位室内吸烟符合下列哪种情况（包括患者就诊，外来人员来访或开会的时候）？

　　　1．没有限制，任何地方都可以吸

　　　2．某些地方可以吸

　　　3．任何地方都不可以吸

第四部分：基本知识和认识

4.01　您认为被动吸烟（又称二手烟，即指有人当着您的面吸烟，您吸入吸烟者呼出的烟雾）对健康有害吗？

　　　1．没有危害

　　　2．有轻微危害

　　　3．有中度危害

　　　4．有严重危害

　　　5．知道有危害，但不知道危害程度

8. 不知道

4.02 您是否赞同以下说法:

问题		是	否	不知道
4.02a	被动吸烟的人更容易得心脏病	1	2	8
4.02b	丈夫是吸烟者的女性比其他女性更容易得肺癌	1	2	8
4.02c	和吸烟者生活的孩子更容易得哮喘或呼吸道疾病	1	2	8

4.03 以下这些场所您认为应不应该禁止吸烟?

地点		应该完全禁烟	应该部分禁烟	不应该禁烟	不表态
4.03a	医院/保健站/所等医疗机构	1	2	3	8
4.03b	学校	1	2	3	8
4.03c	室内工作场所	1	2	3	8
4.03d	公交车/长途车	1	2	3	8
4.03e	候车室	1	2	3	8
4.03f	商场/超市	1	2	3	8
4.03g	饭馆/餐厅	1	2	3	8
4.03h	酒吧/网吧/卡拉OK厅	1	2	3	8
4.03i	会议室	1	2	3	8
4.03j	影剧院/录像厅/体育馆等娱乐场所	1	2	3	8

4.04 您是否赞同在公共场所(医院,学校,电影院等)禁止吸烟来保护不吸烟者的健康?

1. 非常赞成

2. 赞成

3. 不赞成

4. 非常不赞成

8. 无所谓

4.05　您认为医生应不应该吸烟?

    1. 任何时间都不应该

    2. 工作时间不应该

    3. 任何时间都应该可以

    8. 不知道

4.06　您认为教师应不应该吸烟?

    1. 任何时间都不应该

    2. 工作时间不应该

    3. 任何时间都应该可以

    8. 不知道

4.07　您是否赞成禁止向未成年人（<18 岁）售（卖）烟?

    1. 非常赞成

    2. 赞成

    3. 不赞成

    4. 非常不赞成

    8. 无所谓

4.08　您是否赞成应该禁止所有卷烟广告?

    1. 非常赞成

    2. 赞成

    3. 不赞成

    4. 非常不赞成

    8. 无所谓

4.09　您是否听说过"世界无烟日"?

    1. 是

    2. 否

4.10　过去 30 天，您是否在以下这些地方看到或听到了有关控制吸烟的宣传?

途径		是	否	未接触	不详
4.10a	电视节目	1	2	4	8
4.10b	广播	1	2	4	8
4.10c	互联网	1	2	4	8

4.10d	宣传栏（包括学校，医院及街头的宣传栏）	1	2	4	8
4.10e	书报杂志	1	2	4	8

第五部分：控制吸烟活动知晓与行为

5.01 在过去的 2 年，您是否经常、有时，还是从未通过以下途径听说或看到过控制吸烟的宣传?

	宣传途径	经常	有时	从未	不详
5.01a	电视	1	2	3	8
5.01b	广播	1	2	3	8
5.01c	讲座/培训	1	2	3	8
5.01d	报纸	1	2	3	8
5.01e	杂志	1	2	3	8
5.01f	宣传手册	1	2	3	8
5.01g	宣传栏	1	2	3	8
5.01h	宣传画	1	2	3	8
5.01i	宣传单	1	2	3	8
5.01j	宣传标语	1	2	3	8
5.01k	互联网	1	2	3	8
5.01l	短信息/电话	1	2	3	8
5.01m	无烟单位创建/无烟科室评比	1	2	3	8
5.01n	开会	1	2	3	8
5.01o	控烟征文	1	2	3	8
5.01p	文艺、体育、咨询等落地活动	1	2	3	8
5.01q	其他（注明）_____	1	2	3	8
5.01r	其他（注明）_____	1	2	3	8

5.02 在过去的 2 年，您是否在春节期间听说或看到过控制吸烟的宣传?

    1. 是

    2. 否

    8. 不清楚

5.03 在过去的 2 年，您是否在"5.31 世界无烟日"期间听说或看到过控制吸烟的宣传?

　　　1．是

　　　2．否

　　　8．不清楚

5.04　在过去的 2 年，您是经常、有时，还是从未听说或看到过以下关键信息的宣传？

	关键信息	经常	有时	从未	不清楚
5.04a	吸烟者不应该当着别人的面吸烟	1	2	3	8
5.04b	吸烟者不应该在室内吸烟	1	2	3	8
5.04c	社会交往不应该敬烟	1	2	3	8
5.04d	吸烟危害健康	1	2	3	8
5.04e	被动吸烟危害健康	1	2	3	8
5.04f	医务人员有义务劝阻吸烟	1	2	3	8

（注：如果从未听说或看到过，以及不清楚，则跳至 5.06。）

5.05　如果您听说或看过以上关键信息的宣传，您是否赞成这些观点？

	问题	非常赞同	赞同	无所谓	不赞同	非常不赞同
5.05a	吸烟者不应该当着别人的面吸烟	1	2	3	4	5
5.05b	吸烟者不应该在室内吸烟	1	2	3	4	5
5.05c	社会交往不应该敬烟	1	2	3	4	5
5.05d	吸烟危害健康	1	2	3	4	5
5.05e	被动吸烟危害健康	1	2	3	4	5
5.05f	医务人员有义务劝阻吸烟	1	2	3	4	5

5.06　您是否知道本单位控制吸烟的规定？

　　　1．知道，我们单位没有控制吸烟的规定（跳至 5.08）

　　　2．知道，我们单位有控制吸烟的规定

　　　8．不知道（跳至 5.08）

5.07　您单位有关室内吸烟的规定是：

　　　1. 室内、室外任何地方都可以吸烟

　　　2. 室外某些区域可以吸烟，如开放式走廊、阳台、院子等

　　　3. 室内、室外任何地方都不可以吸烟

　　　4. 室内某些区域可以吸烟，如厕所、封闭式走廊、阳台等

5.08　在过去 30 天中，您在单位以下地点/场所经常，有时，还是从未见过有人吸烟？

	地点/场所	经常	有时	从未	从未去过	不详
5.08a	室外露天/开放式走廊、阳台	1	2	3	4	8
5.08b	门诊诊疗室	1	2	3	4	8
5.08c	病房	1	2	3	4	8
5.08d	办公室	1	2	3	4	8
5.08e	大厅、封闭式走廊、阳台	1	2	3	4	8
5.08f	厕所	1	2	3	4	8
5.08g	会议室	1	2	3	4	8
5.08h	休息室	1	2	3	4	8
5.08i	其他_____	1	2	3	4	8

5.09　在过去 30 天，您在单位是经常、有时、还是从未看到有人在室内吸烟？

　　　1. 经常

　　　2. 有时

　　　3. 从未（跳至 5.12）

5.10　在过去 30 天，您单位有人在室内吸烟时，您是经常，有时，还是从未看到有人对他/她进行劝阻？

　　　1. 经常

　　　2. 有时

　　　3. 从未

5.11　在过去 30 天，您是经常、有时、还是从未对吸烟的患者/家属进行劝阻？

　　　1. 经常

   2. 有时

   3. 从未

   4. 我没有碰到过吸烟的患者/家属

5.12   在过去 30 天，您是经常、有时、还是从未主动询问患者的吸烟情况？

   1. 经常

   2. 有时

   3. 从未

   4. 我不接触患者（调查结束）

5.13   在过去 30 天，您是经常、有时、还是从未向患者讲过吸烟的危害？

   1. 经常

   2. 有时

   3. 从未

5.14   在过去 30 天，您是经常、有时、还是从未建议吸烟的患者戒烟？

   1. 经常

   2. 有时

   3. 从未

5.15   在过去 30 天，您是经常、有时、还是从未向吸烟的患者提供过戒烟
方面的指导？

   1. 经常

   2. 有时

   3. 从未

5.16   过去 30 天中，您是经常、有时、还是从未向患者讲过被动吸烟的
危害？

   1. 经常

   2. 有时

   3. 从未

5.17   过去 30 天中，您是经常、有时、还是从未向患者讲过如何避免被动
吸烟的危害？

   1. 经常

   2. 有时

   3. 从未

谢谢您的参与！

附件9 终期效果评价学校教职工问卷调查表

被调查县名称：_____　　　编号：□

被调查学校名称：_____　　编号：□□

被调查者姓名：_____　　　编号：□□

调查日期：　　　　　　　　　　□□□□年□□月□□日

调查开始时间：　　　　　　　　　　　　□□时□□分

调查结束时间：　　　　　　　　　　　　□□时□□分

调查员编号：　　　　　　　　　　　　　　　　□□

全球控烟研究中国研究合作中心
中国医学科学院基础医学研究所

项目名称：烟草控制流行病学、监测和干预能力建设项目
项目总负责人：Jonathan Samet（美国南加州大学）
中方项目负责人：杨功焕（中国医学科学院/北京协和医学院）
资助单位：美国国立卫生院 Fogarty 国际中心
项目号#：RO1 – HL –73699

您是否完全明白这个知情同意书？而且是否愿意参与这个调查？如果**愿意**，请您签名或盖章表示同意。

被调查者签字（或盖章）：

签字日期：□□□□年□□月□□日

调查员签字（或盖章）：

签字日期：□□□□年□□月□□日

证明人签字（或盖章）：

签字日期：□□□□年□□月□□日
（**注**：当被调查者不能阅读或书写时由证明人代其签名表明被调查者同意参与调查，但调查员不能充当证明人。）

被调查者完成调查情况：请在符合被调查者完成调查情况的方框内打"√"，其他原因中断调查时，则直接在方框内填写原因。

被调查者情况	第一次调查 □□月□□日	第二次调查 □□月□□日	第三次调查 □□月□□日
1. 完成调查			
2. 被调查者拒绝调查			
3. 被调查者调查期间不在单位			
4. 被调查者调查期间在单位，调查员联系不上			
5. 其他原因中断调查			

第一部分：人口学特征

1.01 您的出生日期：☐☐☐☐年☐☐月☐☐日

（若为阴历，则月份加 1；若日期不清，则记录为 15 日。）

1.02 您的性别：

　　　1．男性

　　　2．女性

1.03 您的民族：

　　　1．汉族

　　　8．其他_____

1.04 您的婚姻状况：

　　　1．在婚

　　　2．离异

　　　3．丧偶

　　　4．未婚

1.05 您的文化程度：

　　　1．未上过学

　　　2．扫盲班

　　　3．小学

　　　4．初中

　　　5．高中或中专

　　　6．大专及大专以上

1.06 您目前的工作岗位：

　　　1．教学

　　　2．后勤

　　　3．行政

　　　8．其他_____

1.07 您平时工作是否与学生接触？

　　　1．是

　　　2．否

1.08 在过去的 2 年，您在本单位工作的时间是：

　　　1．全部时间都在

　　　2．多数时间在

    3. 约一半时间在

    4. 少数时间在

    5. 不在

1.09 您家每年收入（包括所有来源）是多少？

    1. ＜2000 元

    2. 2000～4999 元

    3. 5000～9999 元

    4. 10,000～49,999 元

    5. 50,000 及以上

    8. 不详

    9. 拒绝回答

第二部分：吸烟行为

2.01 您是否吸过烟（哪怕只吸一两口）？

    1. 是

    2. 否（跳至第三部分）

2.02 您尝试第一口烟的年龄？

    _____岁

    88. 不详

2.03 到目前为止，您是否吸足了 100 支烟或 3 两烟叶？（注：5 包烟＝100 支香烟）

    1. 是

    2. 否（跳至第三部分）

2.04 过去 30 天您是否吸烟？

    1. 每天吸

    2. 吸，但不是每天都吸

    3. 过去 30 天没有吸烟（跳至 2.25）

2.05 您什么时候开始每天吸烟的？

    _____岁

    1. 从来没有每天吸烟

    88. 不详

2.06 您现在主要吸以下哪种烟（选一个答案）：

    1. 过滤嘴香烟

2. 无过滤嘴香烟

3. 雪茄

4. 旱烟或手卷烟（跳至 2.08）

5. 烟斗或水烟袋（跳至 2.08）

6. 嚼烟（跳至 2.08）

7. 其他_____

2.07 您通常每天吸多少烟？（完成后跳至 2.09）

_____支/天

（2.04 中选 2 者，填 0）

2.08 您通常每周吸多少两烟？

_____．_____两/周

（2.04 中选 2 者，填 0）

2.09 您早晨醒来后多长时间吸第一支烟？

1. 5 分钟内

2. 6～30 分钟内

3. 31～60 分钟内

4. 一小时后

5. 无规律

2.10 您现在平均每月吸烟花多少钱？

_____．_____元/月

88. 不详

99. 拒绝回答

2.11 下面我将问您在以下地点的吸烟情况，在过去的 2 年，您是经常，有时，还是从未在以下地点吸烟，还是从未去过该地点？

	地点	经常	有时	从未	未去过	不详
2.11a	自己家	1	2	3	/	8
2.11b	医院/保健站/所等医疗机构	1	2	3	4	8
2.11c	公交车/长途车	1	2	3	4	8
2.11d	候车室	1	2	3	4	8
2.11e	商场/超市	1	2	3	4	8
2.11f	饭馆/餐厅	1	2	3	4	8

2.11g	酒吧/网吧/卡拉 OK 厅	1	2	3	4	8
2.11h	影剧院/录像厅/体育馆 等娱乐场所	1	2	3	4	8

2.12 您在工作单位是经常、有时，还是从不吸烟？

　　1. 经常

　　2. 有时

　　3. 从不（跳至 2.22）

2.13 您在单位吸烟时，在下列情况/场合下您是经常，有时，还是从不吸烟？

	场合	经常	有时	从不	不详
2.13a	上课的时候	1	2	3	8
2.13b	在办公室工作的时候	1	2	3	8
2.13c	开会的时候	1	2	3	8
2.13d	课间休息或自习的时候	1	2	3	8
2.13e	外来人员来单位办事的时候	1	2	3	8
2.13f	其他_____	1	2	3	8

2.14 您在单位吸烟时，在以下地点您是经常、有时还是从不吸烟？

	地点	经常	有时	从不	不详
2.14a	室外露天/开放式走廊、阳台	1	2	3	8
2.14b	办公室	1	2	3	8
2.14c	大厅/封闭式走廊、阳台	1	2	3	8
2.14d	教室	1	2	3	8
2.14e	学生宿舍	1	2	3	8
2.14f	厕所	1	2	3	8
2.14g	会议室	1	2	3	8
2.14h	休息室	1	2	3	8
2.14i	其他_____	1	2	3	8

2.15　过去 30 天中，您是经常、有时、还是从不当着学生的面吸烟？

    1.　经常

    2.　有时

    3.　从不（跳至 2.18）

    4.　我不跟学生接触（跳至 2.18）

2.16　过去 30 天中，当您当着学生面吸烟时，学生是经常、有时、还是从不劝您不要吸？

    1.　经常

    2.　有时

    3.　从不

2.17　过去 30 天中，当您当着学生面吸烟时，学生是经常、有时、还是从不劝您去室外吸？

    1.　经常

    2.　有时

    3.　从不

    4.　我在学校室内不吸烟

2.18　过去 30 天中，您是经常、有时、还是从不当着同事的面吸烟？

    1.　经常

    2.　有时

    3.　从不（跳至 2.22）

2.19　过去 30 天中，当您打算当着同事的面吸烟时，您的同事是经常、有时、还是从不阻止你点烟？

    1.　经常

    2.　有时

    3.　从不

2.20　过去 30 天中，当您当着同事的面吸烟时，您的同事是经常、有时、还是从不劝您把烟熄灭？

    1.　经常

    2.　有时

    3.　从不

2.21　过去 30 天中，当您当着同事的面吸烟时，您的同事是经常、有时、还是从不劝您去室外吸烟？

    1.　经常

　　　　2. 有时

　　　　3. 从不

　　　　4. 我在学校室内不吸烟

2.22 过去 30 天中，您的同事是经常、有时、还是从不劝您戒烟？

　　　　1. 经常

　　　　2. 有时

　　　　3. 从不

2.23 您是否打算戒烟？

　　　　1. 是

　　　　2. 否（跳至第四部分）

　　　　8. 尚未考虑（跳至第四部分）

2.24 如果是，您打算什么时候戒烟？

　　　　1. 一月内

　　　　2. 1～6 月内

　　　　3. 6～12 月内

　　　　4. 一年以上

　　　跳至第四部分

2.25 您从什么时候起没有吸烟了？

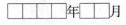

　　　　88. 不详

2.26 您戒烟**最**主要的原因是：（选一个答案）

　　　　1. 不喜欢身上的烟味

　　　　2. 家里人希望如此

　　　　3. 朋友/家人/同事戒烟了

　　　　4. 给孩子作个好榜样

　　　　5. 更合理支配开支

　　　　6. 担心健康问题

　　　　7. 已经患病

　　　　8. 其他原因_____

　　　　88. 不详

　　　　99. 拒绝回答

请您回忆戒烟前您吸烟的一些情况，并回答以下问题。

2.27 您多大年龄开始每天吸烟的？

_____岁

77．从来没有每天吸烟

88．不详

2.28　您戒烟前主要吸以下哪种烟：（选一个答案）

1．过滤嘴香烟

2．无过滤嘴香烟

3．雪茄

4．旱烟或手卷烟（跳至2.30）

5．烟斗或水烟袋（跳至2.30）

6．嚼烟（跳至2.30）

7．其他_____

2.29　您戒烟前通常每天吸多少烟？（完成后跳至2.31）

_____支/天

（没有天天吸烟，填0）

2.30　您戒烟前通常每周吸多少两烟？

_____．_____两/周

（没有天天吸烟，填0）

2.31　您戒烟前，通常早晨醒来后多长时间吸第一支烟？

1．5分钟内

2．6~30分钟内

3．31~60分钟内

4．一小时后

5．无规律

2.32　您戒烟前平均每月吸烟花多少钱？

_____．_____元/月

88．不详

99．拒绝回答

第三部分：被动吸烟暴露

3.01　您每周有多少天吸入吸烟者呼出的烟雾（即被动吸烟）超过15分钟？

1．几乎每天

2．平均每周有3天以上

      3. 平均每周有 1~3 天

      4. 平均每周不到 1 天

      5. 没有

      8. 不详

3.02   在通常情况下，一周中有多少天吸烟者当着您的面吸烟？

      _____天/周

      77. 没有（跳至 3.05）

      88. 不详

3.03   通常每天吸烟者有多长时间当着您的面吸烟？

      _____小时_____分钟/天

      88. 不详

3.04   下面我将问您吸烟者当着您的面吸烟的情况，在过去的 2 年，他们是经常，有时，还是从未在以下地点当着您的面吸烟？还是您从未去过该地点？

	地点	经常	有时	从未	未去过	不详
3.04a	自己家	1	2	3	–	8
3.04b	医院/保健站/所等医疗机构	1	2	3	4	8
3.04d	公交车/长途车	1	2	3	4	8
3.04e	候车室	1	2	3	4	8
3.04f	商场/超市	1	2	3	4	8
3.04g	饭馆/餐厅	1	2	3	4	8
3.04h	酒吧/网吧/卡拉 OK 厅	1	2	3	4	8
3.04i	影剧院/录像厅/体育馆等娱乐场所	1	2	3	4	8

3.05   您单位的同事是否有吸烟者？

      1. 有

      2. 没有（跳至 3.13）

3.06   您单位的同事在下列情况/场合下是经常，有时，还是从不吸烟？

	场合	经常	有时	从不	不详
3.06a	上课的时候	1	2	3	8
3.06b	在办公室工作的时候	1	2	3	8
3.06c	开会的时候	1	2	3	8
3.06d	课间休息或自习的时候	1	2	3	8
3.06e	外来人员来单位办事的时候	1	2	3	8
3.06f	其他_____	1	2	3	8

3.07　您单位的同事在以下场所/地点是经常、有时还是从不吸烟?

	场所/地点	经常	有时	从不	不详
3.07a	室外露天/开放式走廊、阳台	1	2	3	8
3.07b	办公室	1	2	3	8
3.07c	大厅、封闭式走廊、阳台	1	2	3	8
3.07d	教室	1	2	3	8
3.07e	学生宿舍	1	2	3	8
3.07f	厕所	1	2	3	8
3.07g	会议室	1	2	3	8
3.07h	休息室	1	2	3	8
3.07i	其他_____	1	2	3	8

3.08　过去30天中,您的同事是经常,有时,还是从不**当着学生的面吸烟**?

    1.　经常

    2.　有时

    3.　从不

3.09　过去30天中,您的同事是经常,有时,还是从不**当着您的面吸烟**?

    1.　经常

    2.　有时

    3.　从不（跳至3.12）

3.10　过去30天中,您的同事**当着您的面吸烟时**,您是经常,有时,还是从不劝他/她不要吸?

    1.　经常

    2.　有时

　　　　3. 从不

3.11　过去 30 天中，您的同事**当着您的面吸烟时**，您是经常，有时，还是从不劝他/她去室外吸？

　　　　1. 经常

　　　　2. 有时

　　　　3. 从不

　　　　4. 我的同事不在室内吸烟

3.12　过去 30 天中，您是经常，有时，还是从未劝过您同事戒烟？

　　　　1. 经常

　　　　2. 有时

　　　　3. 从未

3.13　您单位室内吸烟符合下列哪种情况（**包括外来人员来访或开会的时候**）？

　　　　1. 没有限制，任何地方都可以吸

　　　　2. 某些地方可以吸

　　　　3. 任何地方都不可以吸

第四部分：基本知识和认识

4.01　您认为被动吸烟（**又称二手烟，指有人当着您的面吸烟，您吸入吸烟者呼出的烟雾**）对健康有害吗？

　　　　1. 没有危害

　　　　2. 有轻微危害

　　　　3. 有中度危害

　　　　4. 有严重危害

　　　　5. 知道有危害，但不知道危害程度

　　　　8. 不知道

4.02　您是否赞同以下说法：

	问题	是	否	不知道
4.02a	被动吸烟的人更容易得心脏病	1	2	8
4.02b	丈夫是吸烟者的女性比其他女性更容易得肺癌	1	2	8

| 4.02c | 和吸烟者生活的孩子更容易得哮喘或呼吸道疾病 | 1 | 2 | 8 |

4.03 以下这些场所您认为应不应该禁止吸烟?

地点		应该完全禁烟	应该部分禁烟	不应该禁烟	不表态
4.03a	医院/保健站/所等医疗机构	1	2	3	8
4.03b	学校	1	2	3	8
4.03c	室内工作场所	1	2	3	8
4.03d	公交车/长途车	1	2	3	8
4.03e	候车室	1	2	3	8
4.03f	商场/超市	1	2	3	8
4.03g	饭馆/餐厅	1	2	3	8
4.03h	酒吧/网吧/卡拉OK厅	1	2	3	8
4.03i	会议室	1	2	3	8
4.03j	影剧院/录像厅/体育馆等娱乐场所	1	2	3	8

4.04 您是否赞同在公共场所(医院,学校,电影院等)禁止吸烟来保护不吸烟者的健康?

    1. 非常赞成

    2. 赞成

    3. 不赞成

    4. 非常不赞成

    8. 无所谓

4.05 您认为医生应不应该吸烟?

    1. 任何时间都不应该

    2. 工作时间不应该

    3. 任何时间都应该可以

    8. 不知道

4.06 您认为教师应不应该吸烟?

      1. 任何时间都不应该

      2. 工作时间不应该

      3. 任何时间都应该可以

      8. 不知道

4.07 您是否赞成禁止向未成年人（<18 岁）售（卖）烟?

      1. 非常赞成

      2. 赞成

      3. 不赞成

      4. 非常不赞成

      8. 无所谓

4.08 您是否赞成应该禁止所有卷烟广告?

      1. 非常赞成

      2. 赞成

      3. 不赞成

      4. 非常不赞成

      8. 无所谓

4.09 您是否听说过"世界无烟日"?

      1. 是

      2. 否

4.10 过去 30 天，您是否在以下这些地方看到或听到了有关控制吸烟的宣传?

途径		是	否	未接触	不详
4.10a	电视节目	1	2	4	8
4.10b	广播	1	2	4	8
4.10c	互联网	1	2	4	8
4.10d	宣传栏（包括学校，医院及街头的宣传栏）	1	2	4	8
4.10e	书报杂志	1	2	4	8

第五部分：控制吸烟活动知晓与行为

5.01 在过去的 2 年，您是否经常、有时，还是从未通过以下途径听说或看到过控制吸烟的宣传?

宣传途径	经常	有时	从未	不详
5.01a 电视	1	2	3	8
5.01b 广播	1	2	3	8
5.01c 讲座/培训	1	2	3	8
5.01d 报纸	1	2	3	8
5.01e 杂志	1	2	3	8
5.01f 宣传手册	1	2	3	8
5.01g 宣传栏	1	2	3	8
5.01h 宣传画	1	2	3	8
5.01i 宣传单	1	2	3	8
5.01j 宣传标语	1	2	3	8
5.01k 互联网	1	2	3	8
5.01l 短信息/电话	1	2	3	8
5.01m 无烟单位创建/无烟科室评比	1	2	3	8
5.01n 开会	1	2	3	8
5.01o 控烟征文	1	2	3	8
5.01p 文艺、体育、咨询等落地活动	1	2	3	8
5.01q 其他（注明）_____	1	2	3	8
5.01r 其他（注明）_____	1	2	3	8

5.02 在过去的 2 年，您是否在春节期间听说或看到过控制吸烟的宣传？

    1. 是

    2. 否

    8. 不清楚

5.03 在过去的 2 年，您是否在"5.31 世界无烟日"期间听说或看到过控制吸烟的宣传？

    1. 是

    2. 否

    8. 不清楚

5.04 在过去的 2 年，您是经常、有时，还是从未听说或看到过以下关键信息的宣传？

	关键信息	经常	有时	从未	不清楚
5.04a	吸烟者不应该当着别人的面吸烟	1	2	3	8
5.04b	吸烟者不应该在室内吸烟	1	2	3	8
5.04c	社会交往不应该敬烟	1	2	3	8
5.04d	吸烟危害健康	1	2	3	8
5.04e	被动吸烟危害健康	1	2	3	8
5.04f	医务人员有义务劝阻吸烟	1	2	3	8

（注：如果从未听说或看到过，以及不清楚，则跳至5.06。）

5.05 如果您听说或看过以上关键信息的宣传，您是否赞成这些观点？

	问题	非常赞同	赞同	无所谓	不赞同	非常不赞同
5.05a	吸烟者不应该当着别人的面吸烟	1	2	3	4	5
5.05b	吸烟者不应该在室内吸烟	1	2	3	4	5
5.05c	社会交往不应该敬烟	1	2	3	4	5
5.05d	吸烟危害健康	1	2	3	4	5
5.05e	被动吸烟危害健康	1	2	3	4	5
5.05f	医务人员有义务劝阻吸烟	1	2	3	4	5

5.06 您是否知道本单位控制吸烟的规定？
1. 知道，我们单位没有控制吸烟的规定（跳至5.08）
2. 知道，我们单位有控制吸烟的规定
8. 不知道（跳至5.08）

5.07 您单位有关室内吸烟的规定是：
1. 室内、室外任何地方都可以吸烟
2. 室外某些区域可以吸烟，如开放式走廊、阳台、院子等
3. 室内、室外任何地方都不可以吸烟
4. 室内某些区域可以吸烟，如厕所、封闭式走廊、阳台等

5.08 在过去的30天中，您在单位以下地点/场所经常，有时，还是从未见过有人吸烟？

	地点/场所	经常	有时	从未	从未去过	不详
5.08a	室外露天/开放式走廊、阳台	1	2	3	4	8
5.08b	办公室	1	2	3	4	8
5.08c	大厅、封闭式走廊、阳台	1	2	3	4	8
5.08d	教室	1	2	3	4	8
5.08e	学生宿舍	1	2	3	4	8
5.08f	厕所	1	2	3	4	8
5.08g	会议室	1	2	3	4	8
5.08h	休息室	1	2	3	4	8
5.08i	其他_____	1	2	3	4	8

5.09 在过去30天，您在单位是经常、有时、还是从未看到同事在室内吸烟？
  1. 经常
  2. 有时
  3. 从未（跳至5.12）

5.10 在过去30天，您单位同事在室内吸烟时，您是经常，有时，还是从未看到有人对他/她进行劝阻？
  1. 经常
  2. 有时
  3. 从未

5.11 在过去30天，您是经常、有时、还是从不对吸烟的同事进行劝阻？
  1. 经常
  2. 有时
  3. 从不

5.12 在过去30天，您是经常、有时、还是从未看到学生吸烟？
  1. 经常
  2. 有时
  3. 从未（跳至5.14）

5.13   在过去30天，您是经常、有时、还是从不对吸烟的学生进行劝阻?

   1. 经常

   2. 有时

   3. 从不

5.14   在过去30天，您在上课时是经常、有时、还是从不对学生宣传控烟知识?

   1. 经常

   2. 有时

   3. 从不

   4. 我不接触学生

5.15   在过去30天，您在单位是经常、有时、还是从不给别人敬烟?

   1. 经常

   2. 有时

   3. 从不

5.16   过去30天中，您在单位是经常、有时、还是从不接受别人敬烟?

   1. 经常

   2. 有时

   3. 从不

谢谢您的参与!

附件10 终期效果评价学校学生问卷调查表

被调查县名称：＿＿＿＿＿＿＿＿＿＿＿　　　编号：☐

被调查学校名称：＿＿＿＿＿＿＿＿＿＿　　编号：☐☐

被调查者姓名：＿＿＿＿＿＿＿＿＿＿＿　　编号：☐☐☐

被调查者班级：＿＿＿＿＿＿＿＿＿＿＿

调查日期：　　　　　　☐☐☐☐年☐☐月☐☐日

调查开始时间：　　　　　　　☐☐时☐☐分

调查结束时间：　　　　　　　☐☐时☐☐分

调查员编号：　　　　　　　　　　☐☐

全球控烟研究中国研究合作中心
中国医学科学院基础医学研究所

项目名称：烟草控制流行病学、监测和干预能力建设项目
项目总负责人：Jonathan Samet（美国南加州大学）
中方项目负责人：杨功焕（中国医学科学院/北京协和医学院）
资助单位：美国国立卫生院 Fogarty 国际中心
项目号#：RO1 – HL – 73699

您是否完全明白这个知情同意书？而且是否愿意参与这个调查？如果**愿意**，请您签名或盖章表示同意。

被调查者签字（或盖章）：

签字日期：□□□□年□□月□□日

调查员签字（或盖章）：

签字日期：□□□□年□□月□□日

证明人签字（或盖章）：

签字日期：□□□□年□□月□□日

（注：当被调查者不能阅读或书写时由证明人代其签名表明被调查者同意参与调查，但调查员不能充当证明人。）

被调查者完成调查情况：请在符合被调查者完成调查情况的方框内打"√"，其他原因中断调查时，则直接在方框内填写原因。

被调查者情况	第一次调查 □□月□□日	第二次调查 □□月□□日	第三次调查 □□月□□日
1. 完成调查			
2. 被调查者拒绝调查			
3. 被调查者调查期间不在单位			
4. 被调查者调查期间在单位，调查员联系不上			
5. 其他原因中断调查			

第一部分：人口学特征

1.01　您的出生日期：□□□□年□□月□□日

（若为阴历，则月份加 1；若日期不清，则记录为 15 日。）

1.02　您的性别：

  1．男性

  2．女性

1.03　您的民族：

  1．汉族

  8．其他_____

1.04　您父亲的文化程度：

  1．未上过学

  2．扫盲班

  3．小学

  4．初中

  5．高中或中专

  6．大专及大专以上

1.05　您母亲的文化程度：

  1．未上过学

  2．扫盲班

  3．小学

  4．初中

  5．高中或中专

  6．大专及大专以上

1.06　您父亲目前的职业：

  1．国家机关及国有事业单位工作人员

  2．专业技术人员

  3．企业工人

  4．商业服务业人员

  5．医务人员

  6．教育工作者

  7．交通运输业人员

  8．农渔牧业劳动者

    9.　三资企业、民营企业及个体经营者

    10.　无正式工作的临时工或无业人员

    11.　料理家务

    12.　离退休人员

    88.　其他_____

1.07　您母亲目前的职业：

    1.　国家机关及国有事业单位工作人员

    2.　专业技术人员

    3.　企业工人

    4.　商业服务业人员

    5.　医务人员

    6.　教育工作者

    7.　交通运输业人员

    8.　农渔牧业劳动者

    9.　三资企业、民营企业及个体经营者

    10.　无正式工作的临时工或无业人员

    11.　料理家务

    12.　离退休人员

    88.　其他_____

1.08　在过去 30 天，您父亲是否吸烟？

    1.　每天吸

    2.　吸，但不是每天吸

    3.　过去 30 天没有吸烟

    8.　不详

    9.　父亲已故

1.09　在过去 30 天，您母亲是否吸烟？

    1.　每天吸

    2.　吸，但不是每天吸

    3.　过去 30 天没有吸烟

    8.　不详

    9.　母亲已故

1.10　您在班上的学习成绩排名如何？

    1.　上游

2. 中等偏上游

3. 中等偏下游

4. 下游

第二部分：吸烟行为

2.01 您是否吸过烟（哪怕只吸一两口）？

    1. 是

    2. 否（跳至第三部分）

2.02 您尝试第一口烟的年龄？

    _____岁

    88. 不详

2.03 您是怎么得到这支烟的？

    1. 家人给的

    2. 亲戚给的

    3. 朋友给的

    4. 同学给的

    5. 自己从家里拿的

    6. 自己买的

    7. 其他方式_____

2.04 到目前为止，您是否吸足了 100 支烟或 3 两烟叶？（注：5 包烟 =100 支香烟）

    1. 是

    2. 否（跳至第三部分）

2.05 过去 30 天您是否吸烟？

    1. 每天吸

    2. 吸，但不是每天都吸

    3. 过去 30 天没有吸烟（跳至 2.25）

2.06 您什么时候开始每天吸烟的？

    _____岁

    1. 从来没有每天吸烟

    88. 不详

2.07 您现在主要吸以下哪种烟：（选一个答案）

    1. 过滤嘴香烟

    2. 无过滤嘴香烟

    3. 雪茄

    4. 旱烟或手卷烟（跳至2.09）

    5. 烟斗或水烟袋（跳至2.09）

    6. 嚼烟（跳至2.09）

    7. 其他_____

2.08　在过去的30天，您通常每天吸多少烟？（仅局限于吸烟的天数中，完成后跳至2.10）

    1. 每天不到1支

    2. 每天1支

    3. 2~5支

    4. 6~10支

    5. 11~20支

    6. 大于20支

2.09　在过去的30天，您通常每周吸多少两烟？（仅局限于吸烟的天数中）

    _____._____两/周

2.10　您通常通过什么途径得到烟？（可多选）

    1. 家人给烟

    2. 亲戚给烟

    3. 朋友给烟

    4. 同学给烟

    5. 自己从家里拿烟

    6. 自己零花钱买烟

    7. 其他途径_____

2.11　您吸烟的主要原因是：（可多选）

    1. 使自己放松、解乏

    2. 使自己显得帅、酷、时尚

    3. 好奇、好玩

    4. 我的朋友吸烟

    5. 我的家人吸烟

    6. 我的老师吸烟

    7. 我的同学吸烟

    8. 电影、广告影响

9. 其他_____

2.12 您早晨醒来后多长时间吸第一支烟？

    1. 5 分钟内

    2. 6～30 分钟内

    3. 31～60 分钟内

    4. 一小时后

    5. 无规律

2.13 您现在平均每月吸烟花多少钱？

    _____. _____元/月

    77. 我不买烟

    88. 不详

    99. 拒绝回答

2.14 下面我将问您在以下地点的吸烟情况，在过去的 2 年，您是经常，有时，还是从未在以下地点吸烟，还是从未去过该地点？

	地点	经常	有时	从未	未去过	不详
2.14a	自己家	1	2	3	/	8
2.14b	医院/保健站/所等医疗机构	1	2	3	4	8
2.14c	公交车/长途车	1	2	3	4	8
2.14d	候车室	1	2	3	4	8
2.14e	商场/超市	1	2	3	4	8
2.14f	饭馆/餐厅	1	2	3	4	8
2.14g	酒吧/网吧/卡拉 OK 厅	1	2	3	4	8
2.14h	影剧院/录像厅/体育馆等娱乐场所	1	2	3	4	8

2.15 您在学校是经常、有时，还是从不吸烟？

    1. 经常

    2. 有时

    3. 从不（跳至 2.22）

2.16 您在学校吸烟时，在下列情况/场合下您是经常，有时，还是从不吸烟？

	场合	经常	有时	从不	不详
2.16a	上课的时候	1	2	3	8
2.16b	在宿舍的时候	1	2	3	8
2.16c	上自习的时候	1	2	3	8
2.16d	课外活动或休息的时候	1	2	3	8
2.16e	其他＿＿＿	1	2	3	8

2.17 您在学校吸烟时，在以下地点您是经常、有时、从不吸烟，还是从未去过该地点？

	地点	经常	有时	从不	未去过	不祥
2.17a	室外露天/开放式走廊、阳台	1	2	3	4	8
2.17b	大厅/封闭式走廊、阳台	1	2	3	4	8
2.17c	教室	1	2	3	4	8
2.17d	宿舍	1	2	3	4	8
2.17e	厕所	1	2	3	4	8
2.17f	其他＿＿＿	1	2	3	4	8

2.18 过去 30 天中，您是经常、有时、还是从不当着同学的面吸烟？

    1. 经常

    2. 有时

    3. 从不（跳至 2.21）

2.19 过去 30 天中，当您当着同学面吸烟时，同学是经常、有时、还是从不劝您不要吸？

    1. 经常

    2. 有时

    3. 从不

2.20 过去 30 天中，当您当着同学面吸烟时，同学是经常、有时、还是从不劝您去室外吸？

    1. 经常

    2. 有时

    3. 从不

    4. 我在学校室内不吸烟

2.21 过去2年中，您是否因为在学校吸烟经常、有时、还是从未受到过处罚？

    1. 经常

    2. 有时

    3. 从未

2.22 过去30天中，您的同学是经常、有时、还是从不劝您戒烟？

    1. 经常

    2. 有时

    3. 从不

2.23 您是否打算戒烟？

    1. 是

    2. 否（跳至第四部分）

    8. 尚未考虑（跳至第四部分）

2.24 如果是，您打算什么时候戒烟？

    1. 一月内

    2. 1~6月内

    3. 6~12月内

    4. 一年以上

    跳至第四部分

2.25 您从什么时候起没有吸烟了？

    □□□□年□□月

    88. 不详

2.26 您戒烟**最**主要的原因是：（选一个答案）

    1. 吸烟有害健康

    2. 吸烟花费太高

    3. 家人、亲戚的压力

    4. 朋友的压力

    5. 学校的压力

    6. 失去兴趣

    7. 吸烟是坏习惯

    8. 同其他人一起戒

    9. 已经患病

    10. 其他原因_____

88. 不详

99. 拒绝回答

第三部分：被动吸烟暴露

3.01 您每周有多少天吸入吸烟者呼出的烟雾（即被动吸烟）超过 15 分钟？

    1. 几乎每天

    2. 平均每周有 3 天以上

    3. 平均每周有 1～3 天

    4. 平均每周不到 1 天

    5. 没有

    8. 不详

3.02 在通常情况下，一周中有多少天吸烟者当着您的面吸烟？

    _____天/周

    77. 没有（跳至 3.05）

    88. 不详

3.03 通常每天吸烟者有多长时间当着您的面吸烟？

    _____小时_____分钟/天

    88. 不详

3.04 下面我将问您吸烟者当着您的面吸烟的情况，在过去的 2 年，他们是经常，有时，还是从未在以下地点当着您的面吸烟？还是您从未去过该地点？

地点	经常	有时	从未	未去过	不详
3.04a 自己家	1	2	3	–	8
3.04b 医院/保健站/所等医疗机构	1	2	3	4	8
3.04c 公交车/长途车	1	2	3	4	8
3.04d 候车室	1	2	3	4	8
3.04e 商场/超市	1	2	3	4	8
3.04f 饭馆/餐厅	1	2	3	4	8
3.04g 酒吧/网吧/卡拉 OK 厅	1	2	3	4	8
3.04h 影剧院/录像厅/体育馆等娱乐场所	1	2	3	4	8

3.05　您学校的同学是否有吸烟者？

　　　1.　有

　　　2.　没有（跳至 3.12）

3.06　您学校的同学在下列情况/场合下是经常，有时，还是从不吸烟？

	场合	经常	有时	从不	不详
3.06a	上课的时候	1	2	3	8
3.06b	在宿舍的时候	1	2	3	8
3.06c	上自习的时候	1	2	3	8
3.06d	课外活动或休息的时候	1	2	3	8
3.06e	其他_____	1	2	3	8

3.07　您学校的同学在以下场所/地点是经常、有时还是从不吸烟？

	场所/地点	经常	有时	从不	不祥
3.07a	室外露天/开放式走廊、阳台	1	2	3	8
3.07b	大厅、封闭式走廊、阳台	1	2	3	8
3.07c	教室	1	2	3	8
3.07d	宿舍	1	2	3	8
3.07e	厕所	1	2	3	8
3.07f	其他_____	1	2	3	8

3.08　过去 30 天中，您的同学是经常，有时，还是从不**当着您的面吸烟？**

　　　1.　经常

　　　2.　有时

　　　3.　从不（跳至 3.12）

3.09　过去 30 天中，您的同学**当着您的面吸烟时**，您是经常，有时，还是从不劝他/她不要吸？

　　　1.　经常

　　　2.　有时

　　　3.　从不

3.10　过去 30 天中，您的同学**当着您的面吸烟时**，您是经常，有时，还是从不劝他/她去室外吸？

　　　1.　经常

2. 有时

3. 从不

4. 我的同学不在室内吸烟

3.11 过去 30 天中，您是经常，有时，还是从未劝过您同学戒烟？

1. 经常

2. 有时

3. 从未

3.12 过去 30 天中，您的家人是经常，有时，还是从不**当着您的面吸烟**？

1. 经常

2. 有时

3. 从不（跳至 3.14）

4. 我的家人不吸烟（跳至 3.14）

3.13 过去 30 天中，您是经常，有时，还是从不对吸烟的家人进行劝阻？

1. 经常

2. 有时

3. 从未

3.14 过去 30 天中，您的老师是经常，有时，还是从不**当着您的面吸烟**？

1. 经常

2. 有时

3. 从不（跳至 3.16）

4. 我的老师都不吸烟（跳至 3.16）

3.15 过去 30 天中，您是经常，有时，还是从不对吸烟的老师进行劝阻？

1. 经常

2. 有时

3. 从未

3.16 您学校室内吸烟符合下列哪种情况（包括老师、外来人员来访或开会的时候）？

1. 没有限制，任何地方都可以吸

2. 某些地方可以吸

3. 任何地方都不可以吸

第四部分：基本知识和认识

4.01 您认为被动吸烟（又称二手烟，即指有人当着您的面吸烟，您吸入吸烟者呼出的烟雾）对健康有害吗？

    1. 没有危害

    2. 有轻微危害

    3. 有中度危害

    4. 有严重危害

    5. 知道有危害，但不知道危害程度

    8. 不知道

4.02 您是否赞同以下说法：

	问题	是	否	不知道
4.02a	被动吸烟的人更容易得心脏病	1	2	8
4.02b	丈夫是吸烟者的女性比其他女性更容易得肺癌	1	2	8
4.02c	和吸烟者生活的孩子更容易得哮喘或呼吸道疾病	1	2	8

4.03 以下这些场所您认为应不应该禁止吸烟？

	地点	应该完全禁烟	应该部分禁烟	不应该禁烟	不表态
4.03a	医院/保健站/所等医疗机构	1	2	3	8
4.03b	学校	1	2	3	8
4.03c	室内工作场所	1	2	3	8
4.03d	公交车/长途车	1	2	3	8
4.03e	候车室	1	2	3	8
4.03f	商场/超市	1	2	3	8
4.03g	饭馆/餐厅	1	2	3	8
4.03h	酒吧/网吧/卡拉OK厅	1	2	3	8
4.03i	会议室	1	2	3	8
4.03j	影剧院/录像厅/体育馆等娱乐场所	1	2	3	8

4.04 您是否赞同在公共场所（医院，学校，电影院等）禁止吸烟来保护不吸烟者的健康?

    1. 非常赞成

    2. 赞成

    3. 不赞成

    4. 非常不赞成

    8. 无所谓

4.05 您认为医生应不应该吸烟?

    1. 任何时间都不应该

    2. 工作时间不应该

    3. 任何时间都应该可以

    8. 不知道

4.06 您认为教师应不应该吸烟?

    1. 任何时间都不应该

    2. 工作时间不应该

    3. 任何时间都应该可以

    8. 不知道

4.07 您是否赞成禁止向未成年人（<18 岁）售（卖）烟?

    1. 非常赞成

    2. 赞成

    3. 不赞成

    4. 非常不赞成

    8. 无所谓

4.08 您是否赞成应该禁止所有卷烟广告?

    1. 非常赞成

    2. 赞成

    3. 不赞成

    4. 非常不赞成

    8. 无所谓

4.09 您是否听说过"世界无烟日"?

    1. 是

    2. 否

4.10 过去 30 天，您是否在以下这些地方看到或听到了有关控制吸烟的宣传?

	途径	是	否	未接触	不详
4.10a	电视节目	1	2	4	8
4.10b	广播	1	2	4	8
4.10c	互联网	1	2	4	8
4.10d	宣传栏（包括学校，医院及街头的宣传栏）	1	2	4	8
4.10e	书报杂志	1	2	4	8

第五部分：控制吸烟活动知晓与行为

5.01 在过去的 2 年，您是否经常、有时，还是从未通过以下途径听说或看到过控制吸烟的宣传？

	宣传途径	经常	有时	从未	不详
5.01a	电视	1	2	3	8
5.01b	广播	1	2	3	8
5.01c	讲座/培训	1	2	3	8
5.01d	报纸	1	2	3	8
5.01e	杂志	1	2	3	8
5.01f	宣传手册	1	2	3	8
5.01g	宣传栏	1	2	3	8
5.01h	宣传画	1	2	3	8
5.01i	宣传单	1	2	3	8
5.01j	宣传标语	1	2	3	8
5.01k	互联网	1	2	3	8
5.01l	短信息/电话	1	2	3	8
5.01m	无烟学校创建	1	2	3	8
5.01n	班会	1	2	3	8
5.01o	控烟征文	1	2	3	8
5.01p	控烟竞赛	1	2	3	8
5.01q	文艺、体育、咨询等落地活动	1	2	3	8
5.01r	其他（注明）_____	1	2	3	8

5.02 在过去的 2 年，您是否在春节期间听说或看到过控制吸烟的宣传？

    1. 是

    2. 否

    8. 不清楚

5.03 在过去的 2 年，您是否在"5.31 世界无烟日"期间听说或看到过控制吸烟的宣传？

    1. 是

    2. 否

    8. 不清楚

5.04 在过去的 2 年，您是经常、有时，还是从未听说或看到过以下关键信息的宣传？

	关键信息	经常	有时	从未	不清楚
5.04a	吸烟者不应该当着别人的面吸烟	1	2	3	8
5.04b	吸烟者不应该在室内吸烟	1	2	3	8
5.04c	社会交往不应该敬烟	1	2	3	8
5.04d	吸烟危害健康	1	2	3	8
5.04e	被动吸烟危害健康	1	2	3	8
5.04f	青少年拒吸第一支烟	1	2	3	8

（注：如果从未听说或看到过，以及不清楚，则跳至 5.06。）

5.05 如果您听说或看过以上关键信息的宣传，您是否赞成这些观点？

	问题	非常赞同	赞同	无所谓	不赞同	非常不赞同
5.05a	吸烟者不应该当着别人的面吸烟	1	2	3	4	5
5.05b	吸烟者不应该在室内吸烟	1	2	3	4	5
5.05c	社会交往不应该敬烟	1	2	3	4	5
5.05d	吸烟危害健康	1	2	3	4	5
5.05e	被动吸烟危害健康	1	2	3	4	5
5.05f	青少年拒吸第一支烟	1	2	3	4	5

5.06 您是否知道本学校控制吸烟的规定？

    1. 知道，我们学校没有控制吸烟的规定（跳至5.08）

    2. 知道，我们学校有控制吸烟的规定

    8. 不知道（跳至5.08）

5.07 你们学校有关室内吸烟的规定是：

    1. 室内、室外任何地方都可以吸烟

    2. 室外某些区域可以吸烟，如开放式走廊、阳台、院子等

    3. 室内、室外任何地方都不可以吸烟

    4. 室内某些区域可以吸烟，如厕所、封闭式走廊、阳台等

5.08 在过去的30天中，您在学校以下地点/场所经常，有时，还是从未见过有人吸烟？

	地点/场所	经常	有时	从未	从未去过	不详
5.08a	室外露天/开放式走廊、阳台	1	2	3	4	8
5.08b	大厅、封闭式走廊、阳台	1	2	3	4	8
5.08c	教室	1	2	3	4	8
5.08d	办公室	1	2	3	4	8
5.08e	会议室	1	2	3	4	8
5.08f	宿舍	1	2	3	4	8
5.08g	厕所	1	2	3	4	8
5.08h	其他_____	1	2	3	4	8

5.09 在过去30天，您在学校是经常、有时、还是从未看到有人在室内吸烟？

    1. 经常

    2. 有时

    3. 从未（跳至5.12）

5.10 在过去30天，您学校有人在室内吸烟时，您是经常，有时，还是从未看到有人对他/她进行劝阻？

    1. 经常

    2. 有时

    3. 从未

5.11 在过去 30 天，您学校有人在室内吸烟时，您是经常、有时、还是从不对他/她进行劝阻？

    1. 经常

    2. 有时

    3. 从不

5.12 在过去 30 天，您在学校是经常、有时、还是从不给别人敬烟？

    1. 经常

    2. 有时

    3. 从不

5.13 过去 30 天中，您在学校是经常、有时、还是从不接受别人敬烟？

    1. 经常

    2. 有时

    3. 从不

谢谢您的参与！

附件 11 终期效果评价疾控中心职工问卷调查表

被调查县名称：＿＿＿＿＿＿＿＿＿＿＿　　　　编号：☐

被调查单位名称：＿＿＿＿＿＿＿＿＿＿　　　　编号：☐☐

被调查者姓名：＿＿＿＿＿＿＿＿＿＿＿　　　　编号：☐☐☐

调查日期：　　　　　　　　☐☐☐☐年☐☐月☐☐日

调查开始时间：　　　　　　　　　　　☐☐时☐☐分

调查结束时间：　　　　　　　　　　　☐☐时☐☐分

调查员编号：　　　　　　　　　　　　　　☐☐

全球控烟研究中国研究合作中心
中国医学科学院基础医学研究所

项目名称：烟草控制流行病学、监测和干预能力建设项目
项目总负责人：Jonathan Samet（美国南加州大学）
中方项目负责人：杨功焕（中国医学科学院/北京协和医学院）
资助单位：美国国立卫生院 Fogarty 国际中心
项目号#：RO1－HL－73699

您是否完全明白这个知情同意书？而且是否愿意参与这个调查？如果**愿意**，请您签名或盖章表示同意。

被调查者签字（或盖章）：

签字日期：□□□□年□□月□□日

调查员签字（或盖章）：

签字日期：□□□□年□□月□□日

证明人签字（或盖章）：

签字日期：□□□□年□□月□□日

（**注**：当被调查者不能阅读或书写时由证明人代其签名表明被调查者同意参与调查，但调查员不能充当证明人。）

被调查者完成调查情况：请在符合被调查者完成调查情况的方框内打"√"，其他原因中断调查时，则直接在方框内填写原因。

被调查者情况	第一次调查 □□月□□日	第二次调查 □□月□□日	第三次调查 □□月□□日
1. 完成调查			
2. 被调查者拒绝调查			
3. 被调查者调查期间不在单位			
4. 被调查者调查期间在单位，调查员联系不上			
5. 其他原因中断调查			

第一部分：人口学特征

1.01 您的出生日期：□□□□年□□月□□日

（若为阴历，则月份加 1；若日期不清，则记录为 15 日。）

1.02 您的性别：

    1. 男性

    2. 女性

1.03 您的民族：

    1. 汉族

    8. 其他_____

1.04 您的婚姻状况：

    1. 在婚

    2. 离异

    3. 丧偶

    4. 未婚

1.05 您的文化程度：

    1. 未上过学

    2. 扫盲班

    3. 小学

    4. 初中

    5. 高中或中专

    6. 大专及大专以上

1.06 您目前的工作岗位：

    1. 疾病控制

    2. 卫生评价

    3. 健康教育

    4. 实验室检测

    5. 信息统计

    6. 后勤

    7. 行政

    8. 其他_____

1.07 在过去的 2 年，您在本单位工作的时间是：

    1. 全部时间都在

    2．多数时间在

    3．约一半时间在

    4．少数时间在

    5．不在

1.08 您家每年收入（包括所有来源）是多少？

    1．＜2000 元

    2．2000～4999 元

    3．5000～9999 元

    4．10,000～49,999 元

    5．50,000 及以上

    8．不详

    9．拒绝回答

第二部分：吸烟行为

2.01 您是否吸过烟（哪怕只吸一两口）？

    1．是

    2．否（跳至第三部分）

2.02 您尝试第一口烟的年龄？

    _____岁

    88．不详

2.03 到目前为止，您是否吸足了 100 支烟或 3 两烟叶？（注：5 包烟＝100 支香烟）

    1．是

    2．否（跳至第三部分）

2.04 过去 30 天您是否吸烟？

    1．每天吸

    2．吸，但不是每天都吸

    3．过去 30 天没有吸烟（跳至 2.23）

2.05 您什么时候开始每天吸烟的？

    _____岁

    1．从来没有每天吸烟

    88．不详

2.06 您现在主要吸以下哪种烟：（选一个答案）

1. 过滤嘴香烟

2. 无过滤嘴香烟

3. 雪茄

4. 旱烟或手卷烟（跳至2.08）

5. 烟斗或水烟袋（跳至2.08）

6. 嚼烟（跳至2.08）

7. 其他_____

2.07 您通常每天吸多少烟？（完成后跳至2.09）

_____支/天

（2.04中选2者，填0）

2.08 您通常每周吸多少两烟？

_____．_____两/周

（2.04中选2者，填0）

2.09 您早晨醒来后多长时间吸第一支烟？

1. 5分钟内

2. 6~30分钟内

3. 31~60分钟内

4. 一小时后

5. 无规律

2.10 您现在平均每月吸烟花多少钱？

_____．_____元/月

88. 不详

99. 拒绝回答

2.11 下面我将问您在以下地点的吸烟情况，在过去的2年，您是经常，有时，还是从未在以下地点吸烟，还是从未去过该地点？

	地点	经常	有时	从未	未去过	不详
2.11a	自己家	1	2	3	/	8
2.11b	学校	1	2	3	4	8
2.11c	公交车/长途车	1	2	3	4	8
2.11d	候车室	1	2	3	4	8
2.11e	商场/超市	1	2	3	4	8
2.11f	饭馆/餐厅	1	2	3	4	8

2.11g	酒吧/网吧/卡拉OK厅	1	2	3	4	8
2.11h	影剧院/录像厅/体育馆 等娱乐场所	1	2	3	4	8

2.12　您在工作单位是经常、有时，还是从不吸烟？

    1.　经常

    2.　有时

    3.　从不（跳至2.20）

2.13　您在单位吸烟时，在下列情况/场合下您是经常，有时，还是从不吸烟？

	场合	经常	有时	从不	不详
2.13a	在办公室工作的时候	1	2	3	8
2.13b	开会的时候	1	2	3	8
2.13c	休息的时候	1	2	3	8
2.13d	外来人员来单位办事的时候	1	2	3	8
2.13e	其他_____	1	2	3	8

2.14　您在单位吸烟时，在以下地点您是经常、有时还是从不吸烟？

	地点	经常	有时	从不	不祥
2.14a	室外露天/开放式走廊、阳台	1	2	3	8
2.14b	办公室	1	2	3	8
2.14c	大厅/封闭式走廊、阳台	1	2	3	8
2.14d	厕所	1	2	3	8
2.14e	会议室	1	2	3	8
2.14f	休息室	1	2	3	8
2.14g	其他_____	1	2	3	8

2.15　过去30天中，您是经常、有时、还是从不当着外来人员的面吸烟？

    1.　经常

    2.　有时

    3.　从不

2.16　过去30天中，您是经常、有时、还是从不当着同事的面吸烟？

    1.　经常

  2. 有时

  3. 从不（跳至 2.20）

2.17 过去 30 天中，当您打算在同事面前吸烟时，您的同事是经常、有时、还是从不阻止您点烟？

  1. 经常

  2. 有时

  3. 从不

2.18 过去 30 天中，当您当着同事的面吸烟时，您的同事是经常、有时、还是从不劝您把烟熄灭？

  1. 经常

  2. 有时

  3. 从不

2.19 过去 30 天中，当您当着同事的面吸烟时，您的同事是经常、有时、还是从不劝您去室外吸烟？

  1. 经常

  2. 有时

  3. 从不

  4. 我在单位室内不吸烟

2.20 过去 30 天中，您的同事是经常、有时、还是从不劝您戒烟？

  1. 经常

  2. 有时

  3. 从不

2.21 您是否打算戒烟？

  1. 是

  2. 否（跳至第四部分）

  8. 尚未考虑（跳至第四部分）

2.22 如果是，您打算什么时候戒烟？

  1. 一月内

  2. 1~6 月内

  3. 6~12 月内

  4. 一年以上

  跳至第四部分

2.23 您从什么时候起没有吸烟了？

☐☐☐☐ 年 ☐☐ 月

　　88．不详

2.24　您戒烟**最**主要的原因是：（选一个答案）

　　1．不喜欢身上的烟味

　　2．家里人希望如此

　　3．朋友/家人/同事戒烟了

　　4．给孩子作个好榜样

　　5．更合理支配开支

　　6．担心健康问题

　　7．已经患病

　　8．其他原因_____

　　88．不详

　　99．拒绝回答

请您回忆戒烟前您吸烟的一些情况，并回答以下问题。

2.25　您多大年龄开始每天吸烟的？

　　_____ 岁

　　77．从来没有每天吸烟

　　88．不详

2.26　您戒烟前主要吸以下哪种烟：（选一个答案）

　　1．过滤嘴香烟

　　2．无过滤嘴香烟

　　3．雪茄

　　4．旱烟或手卷烟 （跳至 2.28）

　　5．烟斗或水烟袋 （跳至 2.28）

　　6．嚼烟 （跳至 2.28）

　　7．其他_____

2.27　您戒烟前通常每天吸多少烟？（完成后跳至 2.29）

　　_____ 支/天

　　（没有天天吸烟，填 0）

2.28　您戒烟前通常每周吸多少两烟？

　　_____．_____ 两/周

　　（没有天天吸烟，填 0）

2.29　您戒烟前，通常早晨醒来后多长时间吸第一支烟？

　　　　1．5 分钟内

　　　　2．6～30 分钟内

　　　　3．31～60 分钟内

　　　　4．一小时后

　　　　5．无规律

2.30　您戒烟前平均每月吸烟花多少钱？

　　　　_____．_____元/月

　　　　88．不详

　　　　99．拒绝回答

第三部分：被动吸烟暴露

3.01　您每周有多少天吸入吸烟者呼出的烟雾（即被动吸烟）超过 15 分钟？

　　　　1．几乎每天

　　　　2．平均每周有 3 天以上

　　　　3．平均每周有 1～3 天

　　　　4．平均每周不到 1 天

　　　　5．没有

　　　　8．不详

3.02　在通常情况下，一周中有多少天吸烟者当着您的面吸烟？

　　　　_____天/周

　　　　77．没有（跳至 3.05）

　　　　88．不详

3.03　通常每天吸烟者有多长时间当着您的面吸烟？

　　　　_____小时_____分钟/天

　　　　88．不详

3.04　下面我将问您吸烟者当着您的面吸烟的情况，在过去的 2 年，他们是经常，有时，还是从未在以下地点当着您的面吸烟？还是您从未去过该地点？

	地点	经常	有时	从未	未去过	不详
3.04a	自己家	1	2	3	–	8
3.04b	学校	1	2	3	4	8
3.04c	公交车/长途车	1	2	3	4	8
3.04d	候车室	1	2	3	4	8
3.04e	商场/超市	1	2	3	4	8
3.04f	饭馆/餐厅	1	2	3	4	8
3.04g	酒吧/网吧/卡拉 OK 厅	1	2	3	4	8
3.04h	影剧院/录像厅/体育馆等娱乐场所	1	2	3	4	8

3.05 您单位的同事是否有吸烟者？

    1. 有

    2. 没有（跳至 3.13）

3.06 您单位的同事在下列情况/场合下是经常，有时，还是从不吸烟，还是从未遇到这些情况/场合？

	场合	经常	有时	从不	不详
3.06a	在办公室工作的时候	1	2	3	8
3.06b	开会的时候	1	2	3	8
3.06c	休息的时候	1	2	3	8
3.06d	外来人员来单位办事的时候	1	2	3	8
3.06e	其他_____	1	2	3	8

3.07 您单位的同事在以下场所/地点是经常、有时还是从不吸烟？

	场所/地点	经常	有时	从不	不祥
3.07a	室外露天/开放式走廊、阳台	1	2	3	8
3.07b	办公室	1	2	3	8
3.07c	大厅、封闭式走廊、阳台	1	2	3	8
3.07d	厕所	1	2	3	8
3.07e	会议室	1	2	3	8
3.07f	休息室	1	2	3	8
3.07g	其他_____	1	2	3	8

3.08 过去 30 天中，您的同事是经常，有时，还是从不**当着外来办事人员的面吸过烟?**

    1. 经常

    2. 有时

    3. 从不

3.09 过去 30 天中，您的同事是经常，有时，还是从不**当着您的面吸烟?**

    1. 经常

    2. 有时

    3. 从不 （跳至 3.12）

3.10 过去 30 天中，您的同事**当着您的面吸烟时**，您是经常，有时，还是从不劝他/她不要吸?

    1. 经常

    2. 有时

    3. 从不

3.11 过去 30 天中，您的同事**当着您的面吸烟时**，您是经常，有时，还是从不劝他/她去室外吸?

    1. 经常

    2. 有时

    3. 从不

    4. 我的同事从不在室内当着我的面吸烟

3.12 过去 30 天中，您是经常，有时，还是从未劝过您同事戒烟?

    1. 经常

    2. 有时

    3. 从未

3.13 您单位室内吸烟符合下列哪种情况（包括外来人员来访或开会的时候）?

    1. 没有限制，任何地方都可以吸

    2. 某些地方可以吸

    3. 任何地方都不可以吸

第四部分：基本知识和认识

4.01 您认为被动吸烟（又称二手烟，即指有人当着您的面吸烟，您吸入吸烟者呼出的烟雾）对健康有害吗?

1. 没有危害
2. 有轻微危害
3. 有中度危害
4. 有严重危害
5. 知道有危害，但不知道危害程度
8. 不知道

4.02 您是否赞同以下说法：

	问题	是	否	不知道
4.02a	被动吸烟的人更容易得心脏病	1	2	8
4.02b	丈夫是吸烟者的女性比其他女性更容易得肺癌	1	2	8
4.02c	和吸烟者生活的孩子更容易得哮喘或呼吸道疾病	1	2	8

4.03 以下这些场所您认为应不应该禁止吸烟？

	地点	应该完全禁烟	应该部分禁烟	不应该禁烟	不表态
4.03a	医院/保健站/所等医疗机构	1	2	3	8
4.03b	学校	1	2	3	8
4.03c	室内工作场所	1	2	3	8
4.03d	公交车/长途车	1	2	3	8
4.03e	候车室	1	2	3	8
4.03f	商场/超市	1	2	3	8
4.03g	饭馆/餐厅	1	2	3	8
4.03h	酒吧/网吧/卡拉OK厅	1	2	3	8
4.03i	会议室	1	2	3	8
4.03j	影剧院/录像厅/体育馆等娱乐场所	1	2	3	8

4.04 您是否赞同在公共场所（医院，学校，电影院等）禁止吸烟来保护不吸烟者的健康？

　　　　1. 非常赞成

　　　　2. 赞成

　　　　3. 不赞成

　　　　4. 非常不赞成

　　　　8. 无所谓

4.05　您认为医生应不应该吸烟?

　　　　1. 任何时间都不应该

　　　　2. 工作时间不应该

　　　　3. 任何时间都应该可以

　　　　8. 不知道

4.06　您认为教师应不应该吸烟?

　　　　1. 任何时间都不应该

　　　　2. 工作时间不应该

　　　　3. 任何时间都应该可以

　　　　8. 不知道

4.07　您是否赞成禁止向未成年人（<18 岁）售（卖）烟?

　　　　1. 非常赞成

　　　　2. 赞成

　　　　3. 不赞成

　　　　4. 非常不赞成

　　　　8. 无所谓

4.08　您是否赞成应该禁止所有卷烟广告?

　　　　1. 非常赞成

　　　　2. 赞成

　　　　3. 不赞成

　　　　4. 非常不赞成

　　　　8. 无所谓

4.09　您是否听说过"世界无烟日"?

　　　　1. 是

　　　　2. 否

4.10　过去30天，您是否在以下这些地方看到或听到了有关控制吸烟的宣传?

途径		是	否	未接触	不详
4.10a	电视节目	1	2	4	8
4.10b	广播	1	2	4	8
4.10c	互联网	1	2	4	8
4.10d	宣传栏（包括学校，医院及街头的宣传栏）	1	2	4	8
4.10e	书报杂志	1	2	4	8

第五部分：控制吸烟活动知晓与行为

5.01 在过去的 2 年，您是否经常、有时，还是从未通过以下途径听说或看到过控制吸烟的宣传？

宣传途径		经常	有时	从未	不详
5.01a	电视	1	2	3	8
5.01b	广播	1	2	3	8
5.01c	讲座/培训	1	2	3	8
5.01d	报纸	1	2	3	8
5.01e	杂志	1	2	3	8
5.01f	宣传手册	1	2	3	8
5.01g	宣传栏	1	2	3	8
5.01h	宣传画	1	2	3	8
5.01i	宣传单	1	2	3	8
5.01j	宣传标语	1	2	3	8
5.01k	互联网	1	2	3	8
5.01l	短信息/电话	1	2	3	8
5.01m	无烟单位创建/无烟科室评比	1	2	3	8
5.01n	开会	1	2	3	8
5.01o	控烟征文	1	2	3	8
5.01p	文艺、体育、咨询等落地活动	1	2	3	8
5.01q	其他（注明）_____	1	2	3	8

5.02 在过去的 2 年，您是否在春节期间听说或看到过控制吸烟的宣传？

    1. 是

    2. 否

8. 不清楚

5.03 在过去的2年，您是否在"5.31世界无烟日"期间听说或看到过控制吸烟的宣传?

    1. 是

    2. 否

    8. 不清楚

5.04 在过去的2年，您是经常、有时，还是从未听说或看到过以下关键信息的宣传?

	关键信息	经常	有时	从未	不清楚
5.04a	吸烟者不应该当着别人的面吸烟	1	2	3	8
5.04b	吸烟者不应该在室内吸烟	1	2	3	8
5.04c	社会交往不应该敬烟	1	2	3	8
5.04d	吸烟危害健康	1	2	3	8
5.04e	被动吸烟危害健康	1	2	3	8
5.04f	医务人员有义务劝阻吸烟	1	2	3	8

（注：如果从未听说或看到过，以及不清楚，则跳至5.06。）

5.05 如果您听说或看过以上关键信息的宣传，您是否赞成这些观点?

	问题	非常赞同	赞同	无所谓	不赞同	非常不赞同
5.05a	吸烟者不应该当着别人的面吸烟	1	2	3	4	5
5.05b	吸烟者不应该在室内吸烟	1	2	3	4	5
5.05c	社会交往不应该敬烟	1	2	3	4	5
5.05d	吸烟危害健康	1	2	3	4	5
5.05e	被动吸烟危害健康	1	2	3	4	5
5.05f	医务人员有义务劝阻吸烟	1	2	3	4	5

5.06 您是否知道本单位控制吸烟的规定？

    1. 知道，我们单位没有控制吸烟的规定（跳至5.08）

    2. 知道，我们单位有控制吸烟的规定

    8. 不知道（跳至5.08）

5.07 您单位有关室内吸烟的规定是：

    1. 室内、室外任何地方都可以吸烟

    2. 室外某些区域可以吸烟，如开放式走廊、阳台、院子等

    3. 室内、室外任何地方都不可以吸烟

    4. 室内某些区域可以吸烟，如厕所、封闭式走廊、阳台等

5.08 在过去的30天中，您在单位以下地点/场所经常，有时，还是从未见过有人吸烟？

	地点/场所	经常	有时	从未	从未去过	不详
5.08a	室外露天/开放式走廊、阳台	1	2	3	4	8
5.08b	办公室	1	2	3	4	8
5.08c	大厅、封闭式走廊、阳台	1	2	3	4	8
5.08d	厕所	1	2	3	4	8
5.08e	会议室	1	2	3	4	8
5.08f	休息室	1	2	3	4	8
5.08g	其他＿＿＿＿	1	2	3	4	8

5.09 在过去30天，您在单位是经常、有时、还是从未看到有人在室内吸烟？

    1. 经常

    2. 有时

    3. 从未（跳至5.12）

5.10 在过去30天，您单位有人在室内吸烟时，您是经常，有时，还是从未看到有人对他/她进行劝阻？

    1. 经常

    2. 有时

    3. 从未

5.11 在过去30天，您是经常、有时、还是从未对吸烟者进行劝阻？

　　　　1．经常

　　　　2．有时

　　　　3．从未

5.12　过去30天中，您在单位是经常、有时、还是从不给外来人员敬烟？

　　　　1．经常

　　　　2．有时

　　　　3．从不

　　　　4．没有在单位接触外来人员

5.13　过去30天中，您在单位是经常、有时、还是从不接受外来人员敬烟？

　　　　1．经常

　　　　2．有时

　　　　3．从不

　　　　4．没有在单位接触外来人员

5.14　过去30天中，您在单位是经常、有时、还是从不给同事敬烟？

　　　　1．经常

　　　　2．有时

　　　　3．从不

5.15　过去30天中，您在单位是经常、有时、还是从不接受同事敬烟？

　　　　1．经常

　　　　2．有时

　　　　3．从不

谢谢您的参与！

附件 12　基层单位控烟能力调查表
（媒体部门用）

被调查县名称：＿＿＿＿＿＿＿＿＿＿＿＿　　　编号：□

被调查单位名称：＿＿＿＿＿＿＿＿＿＿　　　编号：□□

全球控烟研究中国研究合作中心
中国医学科学院基础医学研究所

A1　您所在单位的机构性质属于：

  1．Fogarty 项目执行机构

  2．其他机构

A2　近 2 年，您单位开展或参与过控制吸烟相关的宣传吗？

  1．有，经常

  2．有，偶尔

  3．没有（跳至 B1）

A3　近 2 年，您单位开展或参与过的控制吸烟宣传形式包括：

	宣传形式	有，经常	有，偶尔	没有
A3.1	新闻报道	1	2	3
A3.2	专题	1	2	3
A3.3	广告	1	2	3
A3.4	其他_____	1	2	3

A4　近 2 年，您单位开展控制吸烟相关宣传的收费情况是：

  1．全部免费（跳至 A6）

  2．部分免费

  3．全部收费

A5　近 2 年，您单位开展控制吸烟相关宣传的收费金额是：

  _____元人民币/年

A6　近 2 年，您单位开展控制吸烟相关宣传的材料来源包括：

	材料来源	有，经常	有，偶尔	没有
A6.1	自行开发或制作	1	2	3
A6.2	其他单位开发或制作	1	2	3

A7　近 2 年，您单位是否自觉主动对控制吸烟执行效果进行社会监督？

  1．有，经常

  2．有，偶尔

  3．没有

A8　近 2 年，您单位是否参与对控制吸烟执行效果进行社会监督？

  1．有，经常

  2．有，偶尔

  3．没有

B1　近 2 年，您单位是否参与本县/市控制吸烟相关政策制定或修订活动？

    1. 有，经常

    2. 有，偶尔

    3. 没有

B2 近 2 年，您单位是否开展过本单位控制吸烟相关政策制定或修订活动？

    1. 有，经常

    2. 有，偶尔

    3. 没有（跳至 B5）

B3 如果是，您单位是否组织对本单位控制吸烟相关政策的执行情况进行检查？

    1. 有，经常

    2. 有，偶尔

    3. 没有（跳至 B5）

B4 如果是，您单位是否将检查结果向全体职工公布？

    1. 有，经常

    2. 有，偶尔

    3. 没有

B5 近 2 年，您单位在新闻采集现场，或录制节目时，发现吸烟现象是否进行劝阻？

    1. 有，经常

    2. 有，偶尔

    3. 没有

B6 近 2 年，您单位在进行非控制吸烟的节目的播出或登出时，是否有吸烟的镜头或图片？

    1. 有，经常

    2. 有，偶尔

    3. 没有

C1 近 2 年，您单位是否与以下单位或机构合作开展过控制吸烟工作？

单位或机构		有，经常	有，偶尔	没有
C1.1	医院			
C1.2	学校	1	2	3
C1.3	卫生行政部门	1	2	3

C1.4	疾控中心	1	2	3
C1.5	协会	1	2	3
C1.6	媒体	1	2	3
C1.7	其他_____	1	2	3

C2 近 2 年，您单位是否参加过控制吸烟相关工作的培训？

	培训级别	有，经常	有，偶尔	没有
C2.1	县/市级	1	2	3
C2.2	省级	1	2	3
C2.3	国家级	1	2	3

C3 近 2 年，您单位是否致力于从政府或者企业获取资助支持控制吸烟活动？

    1. 有，经常

    2. 有，偶尔

    3. 没有

D1 近 2 年，您单位是否订阅或购买过有关烟草行业动态的资料？

    1. 有，经常

    2. 有，偶尔

    3. 没有

D2 近 2 年，您单位是否订阅或购买过控制吸烟相关知识的资料？

    1. 有，经常

    2. 有，偶尔

    3. 没有

E1 近 2 年，您单位每年控制吸烟相关宣传节目的播出占该年总播出的百分比是：

    1. 少于1%

    2. 1% ~ 10%

    3. 10%以上

附件13　基层单位控烟能力调查表
（非媒体部门用）

被调查县名称：＿＿＿＿＿＿＿＿＿＿＿　　　　　编号：☐

被调查单位名称：＿＿＿＿＿＿＿＿＿＿＿　　　编号：☐☐

全球控烟研究中国研究合作中心

中国医学科学院基础医学研究所

A1　您所在单位的机构性质属于：

　　　　1. Fogarty 项目执行机构

　　　　2. 其他机构

A2　近 2 年，您单位从事或参与过控制吸烟相关工作吗？

　　　　1. 有，经常

　　　　2. 有，偶尔

　　　　3. 没有（调查结束）

A3　近 2 年，您单位有没有对以下人群开展过控制吸烟干预活动？

	人群	有，经常	有，偶尔	没有
A3.1	青少年	1	2	3
A3.2	成年人	1	2	3
A3.3	妇女	1	2	3
A3.4	孕妇	1	2	3
A3.5	特殊职业人群（如医生、教师）	1	2	3
A3.6	政策制定者	1	2	3
A3.7	其他_____	1	2	3

B1　近 2 年，您单位是否开展过政府控制吸烟倡导活动？

　　　　1. 有，经常

　　　　2. 有，偶尔

　　　　3. 没有

B2　近 2 年，您单位是否参与本县/市控制吸烟相关政策制定或修订活动？

　　　　1. 有，经常

　　　　2. 有，偶尔

　　　　3. 没有（跳至 B4）

B3　如果是，是否包括以下内容：

	内容	有，经常	有，偶尔	没有
B3.1	公共场所禁止吸烟	1	2	3
B3.2	限制烟草广告和促销	1	2	3
B3.3	限制烟草销售	1	2	3
B3.4	其他_____	1	2	3

B4 近 2 年，您单位是否开展过本单位控制吸烟相关规定的制定或修订？

    1. 有，经常

    2. 有，偶尔

    3. 没有（跳至 B7）

B5 如果是，您单位是否组织对本单位控制吸烟相关政策的执行情况进行检查？

    1. 有，经常

    2. 有，偶尔

    3. 没有（跳至 B7）

B6 如果是，您单位是否将检查结果向全体职工公布？

    1. 有

    2. 没有

B7 近 2 年，您单位有没有对本县/市进行过控制吸烟需求评估？

    1. 有，3 次及以上

    2. 有，2 次

    3. 有，1 次

    4. 没有（跳至 B10）

B8 如果有，是否将评估结果向上级相关单位领导汇报？

    1. 有

    2. 没有

B9 如果有，是否将评估结果通过当地媒体进行宣传？

    1. 有

    2. 没有

B10 近 2 年，您单位有没有开展过控制吸烟活动的效果评估？

    1. 有，3 次及以上

    2. 有，2 次

    3. 有，1 次

    4. 没有（跳至 C1）

B11 如果有，是否将评估结果向上级相关单位领导汇报？

    1. 有

    2. 没有

B12 如果有，是否将评估结果通过当地媒体进行宣传？

    1. 有

2．没有

C1　近2年，您单位是否向本县/市其他单位或部门提供过控制吸烟培训或技术支持？

    1．有，经常

    2．有，偶尔

    3．没有

C2　近2年，您单位是否向本县/市之外单位或部门提供过控制吸烟培训或技术支持？

    1．有，经常

    2．有，偶尔

    3．没有

C3　近2年，您单位是否与以下单位或机构合作开展过控制吸烟工作？

	单位或机构	有，经常	有，偶尔	没有
C3.1	医院			
C3.2	学校	1	2	3
C3.3	卫生行政部门	1	2	3
C3.4	疾控中心	1	2	3
C3.5	协会	1	2	3
C3.6	媒体	1	2	3
C3.7	其他_____	1	2	3

C4　近2年，您单位是否致力于从政府或者国际上获取资助支持控制吸烟活动？

    1．有，经常

    2．有，偶尔

    3．没有

C5　近2年，您单位是否赞助了其他任何机构在您单位所在的县/市进行控制吸烟活动？

    1．有，经常

    2．有，偶尔

    3．没有

C6　近2年，您单位是否参加了其他任何机构在您单位所在的县/市进行控制吸烟活动？

1. 有，经常
2. 有，偶尔
3. 没有

D1 近 2 年，您单位是否散发他人制作的有关控制吸烟宣传材料，如宣传手册、折页、宣传画、宣传标语、或音像资料等？

    1. 有

    2. 没有，计划今年做

    3. 没有，未计划

D2 近 2 年，您单位有没有自行开发或制作有关控制吸烟宣传板报、展板、墙体、户外广告等？

    1. 有

    2. 没有，计划今年做

    3. 没有，未计划

D3 近 2 年，您单位有没有自行开发或制作有关控制吸烟宣传材料，如宣传手册、折页、宣传画、宣传标语、宣传栏等？

    1. 有

    2. 没有，计划今年做

    3. 没有，未计划

D4 近 2 年，您单位有没有自行开发或制作控制吸烟像资料？

    1. 有

    2. 没有，计划今年做

    3. 没有，未计划

D5 近 2 年，您单位有没有通过自编自导的文艺、戏曲、体育及其他娱乐活动开展控制吸烟宣传？

    1. 有，经常

    2. 有，偶尔

    3. 没有

D6 近 2 年，您单位有没有通过媒体进行控制吸烟宣传？

    1. 有，经常

    2. 有，偶尔

    3. 没有（跳至 D9）

D7 如果有，利用的媒体包括：

	媒体	媒体级别	有，经常	有，偶尔	没有
D7.1	电视	单位级	1	2	3
		县/市级	1	2	3
		省级	1	2	3
		国家级	1	2	3
D7.2	广播	单位级	1	2	3
		县/市级	1	2	3
		省级	1	2	3
		国家级	1	2	3
D7.3	报纸/杂志	单位级	1	2	3
		县/市级	1	2	3
		省级	1	2	3
		国家级	1	2	3
D7.4	网络	个人网站	1	2	3
		本单位网站	1	2	3
		企业/商业网站	1	2	3
		政府网站	1	2	3
D7.5	短信	——	1	2	3
D7.6	其他	_____	1	2	3
		_____	1	2	3

D8　如果有，针对的对象包括：

	对象	有，经常	有，偶尔	没有
D8.1	青少年	1	2	3
D8.2	妇女	1	2	3
D8.3	成年人	1	2	3

D9　近2年，您单位有没有通过媒体针对政策制定者进行控制吸烟宣传？

　　1. 有

　　2. 没有，计划今年做

　　3. 没有，未计划

D10　近2年，您单位有没有向新闻媒体提供过关于吸烟问题的背景资料？

　　1. 有，经常

　　　　2. 有，偶尔

　　　　3. 没有

E1　近 2 年，您单位是否订阅或购买过有关烟草行业动态的资料？

　　　　1. 有，经常

　　　　2. 有，偶尔

　　　　3. 没有

E2　近 2 年，您单位是否订阅或购买过控制吸烟相关知识的资料？

　　　　1. 有，经常

　　　　2. 有，偶尔

　　　　3. 没有

F1　您单位有多少全职控烟工作人员？ ☐☐人（单位共有工作人员：

　　☐☐☐人）

F2　您单位有多少兼职控烟工作人员？ ☐☐人

F3　近 2 年，因为控烟工作，您单位每年消耗的资源占该年总资源消耗的百分比是：

　　　　1. 少于 10%

　　　　2. 10% ~ 19%

　　　　3. 20% ~ 30%

　　　　4. 30% 以上